Língua de Sinais

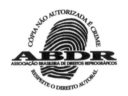

Q11   Quadros, Ronice Müller de.
          Língua de sinais : instrumentos de avaliação / Ronice
       Müller de Quadros, Carina Rebello Cruz. – Porto Alegre :
       Artmed, 2011.
          159 p. : il. color. ; 23 cm + 1 DVD-ROM

          ISBN 978-85-363-2478-4

          1. Linguística. 2. Linguagem de signos – Desenvolvimento
       da linguagem. 3. Fonoaudiologia. I. Cruz, Carina Rebello.
       II. Título.

                                              CDU 81'221.4:612.78

Catalogação na publicação: Ana Paula M. Magnus – CRB 10/2052

Ronice Müller de Quadros
Carina Rebello Cruz

Língua de Sinais

INSTRUMENTOS DE AVALIAÇÃO

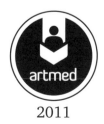

2011

© Artmed Editora S.A., 2011

Capa: *Ângelo Fayet – Illuminura design*

Ilustrações: *Aline Reis*

Preparação do original: *Marcos Vinícius Martim da Silva*

Leitura final: *Marcelo de Abreu Almeida e Rafael Padilha Ferreira*

Editora sênior – Ciências Humanas: *Mônica Ballejo Canto*

Editora responsável por esta obra: *Carla Rosa Araujo*

Editoração eletrônica: *Formato Artes Gráficas*

Reservados todos os direitos de publicação, em língua portuguesa, à
ARTMED® EDITORA S.A.
Av. Jerônimo de Ornelas, 670 – Santana
90040-340 Porto Alegre RS
Fone (51) 3027-7000 Fax (51) 3027-7070

É proibida a duplicação ou reprodução deste volume, no todo ou em parte,
sob quaisquer formas ou por quaisquer meios (eletrônico, mecânico, gravação,
fotocópia, distribuição na Web e outros), sem permissão expressa da Editora.

SÃO PAULO
Av. Embaixador Macedo Soares, 10.735 – Pavilhão 5 – Cond. Espace Center
Vila Anastácio – 05095-035 – São Paulo SP
Fone (11) 3665-1100 Fax (11) 3667-1333

SAC 0800 703-3444
IMPRESSO NO BRASIL
PRINTED IN BRAZIL

A todos os alunos surdos que participaram deste trabalho.

Aos nossos pais
Eni Marques de Quadros (in memoriam) *e Ilse Müller de Quadros*
Alzira Rebello Cruz (in memoriam) *e Wilson Augusto Cruz*

Sumário

Prefácio 9

Apresentação 13

1 Aquisição e desenvolvimento da linguagem na criança surda 15

2 Descrição, aplicação e análise do Instrumento de Avaliação
da Língua de Sinais: resultados de um estudo experimental 42

3 Técnicas de intervenção 86

Passo a passo da aplicação do instrumento 119

Referências 157

Prefácio

Após quase 100 anos de oralismo, em que a fala era a única forma de comunicação aceita para e com as pessoas surdas, as línguas de sinais vêm conquistando gradativamente mais espaço na educação de surdos. As pesquisas linguísticas, que se iniciaram em 1960, com Stokoe, revelaram que as línguas de sinais são línguas naturais e, como tal, permitem a expressão de qualquer ideia. Por serem visuoespaciais, elas fazem uso de recursos diferentes dos usados nas línguas orais; no entanto, apresentam organização formal nos mesmos níveis encontrados nas línguas faladas.

Na mesma época em que as pesquisas linguísticas atribuíam estatuto linguístico às línguas de sinais, estudos sobre crianças surdas filhas de surdos demonstravam que elas apresentam desenvolvimento linguístico, cognitivo e acadêmico comparável ao de crianças ouvintes, o que evidenciou a importância de os surdos serem expostos à língua de sinais o mais cedo possível.

As pesquisas e a reivindicação dos surdos do direito de usarem a língua de sinais foram fundamentais para a aprovação, no Brasil, da Lei Federal 10.098, de dezembro de 2000, que garante aos surdos acesso à informação por meio da Língua Brasileira de Sinais, da Lei Federal 10.436, de abril de 2002, que reconhece a Língua Brasileira de Sinais como língua oficial da comunidade de surdos, bem como do Decreto Federal 5626, de dezembro de 2005, que regulamenta as duas leis.

Além de ser o primeiro documento a usar o termo "surdo" em vez de "deficiente auditivo", como todos os documentos anteriores, refletindo a representação da surdez como diferença e não deficiência, o Decreto estabelece que a educação dos surdos brasileiros deve contemplar a Língua Brasileira de Sinais como primeira língua, com base na qual os alunos vão constituir o seu conhecimento da Língua Portuguesa na modalidade escrita.

A aprovação destes documentos respondeu pela contratação de intérpretes de língua de sinais nas instituições de ensino superior, o que possibilitou que muitos surdos, não oralizados, retomassem seus estudos em busca de melhor qualificação ou mesmo de uma profissão.

Nas escolas de educação básica, embora ainda de maneira muito tímida, a Língua Brasileira de Sinais vai se inserindo e muitas instituições estão se preparando para oferecê-la como primeira língua aos seus alunos.

Em meio a essas mudanças na educação de surdos, as escolas se deparam com dificuldades em avaliar a proficiência de seus alunos. Não há dúvidas de que os alunos surdos, especificamente os filhos de pais ouvintes, geralmente adquirem a Língua Brasileira de Sinais na escola, na interação com interlocutores proficientes. No entanto, como avaliar o seu desenvolvimento? A resposta para esta pergunta o leitor encontrará no livro de Ronice Müller de Quadros e de Carina Rebello Cruz.

As autoras apresentam o Instrumento de Avaliação da Língua de Sinais (IALS), que pode ser usado para avaliar a linguagem compreensiva e expressiva em crianças surdas a partir dos 4 anos. O IALS, além de permitir verificar o nível de desenvolvimento linguístico de participantes surdos na língua de sinais, também possibilita acompanhar o processo de aquisição da linguagem e estabelecer medidas de intervenção ou estimulação linguística quando necessário.

Trata-se de um instrumento formal de avaliação da linguagem que pode e deve ser complementado por avaliação informal, o que possibilitará ao profissional a obtenção de mais informações sobre o processo de aquisição da linguagem e sobre o nível de desenvolvimento linguístico do sujeito. A avaliação informal permite a observação do comportamento linguístico dos sujeitos em diferentes contextos linguísticos e em situações de interação natural com diferentes interlocutores.

Como instrumento formal de avaliação da linguagem, o IALS permite a identificação do nível de desenvolvimento linguístico conforme o período de exposição linguística do sujeito e/ou a faixa etária, a análise de aspectos específicos da linguagem, bem como a comparação dos dados do mesmo sujeito em diferentes períodos do seu desenvolvimento linguístico.

O acompanhamento, no livro, de todo o processo de elaboração, aplicação e análise do Instrumento de Avaliação da Língua de Sinais (IALS) evidencia os cuidados metodológicos que as autoras tomaram até chegarem à forma como o instrumento se apresenta.

Inicialmente realizaram um estudo-piloto, que envolveu 13 participantes, sendo que 7 iniciaram a aquisição da língua de sinais entre as idades de 1 ano e 8 meses e 4 anos, o que os caracterizam como um grupo de aquisição precoce; outros 6 iniciaram a aquisição da língua de sinais tardiamente, entre as idades de 4 anos e 5 meses e os 8 anos.

Após o estudo-piloto, teve início a aplicação para verificação do IALS com o objetivo de analisar a sua eficiência na avaliação da linguagem de sujeitos surdos que iniciaram a aquisição da língua de sinais em diferentes épocas e estavam expostos à língua de sinais por diferentes períodos de tempo, assim como identificar um padrão de resposta que pudesse servir de referência para um programa de intervenção. Desta etapa participaram 120 surdos, entre crianças, adolescentes e adultos. No entanto, apenas 101 participantes realizaram as avaliações até o final. Os resultados obtidos pelos dois grupos de sujeitos poderão ser conferidos neste livro.

O leitor encontrará, ainda, as orientações para aplicação do Instrumento de Avaliação da Língua de Sinais (IALS), as atividades propostas para avaliação da linguagem compreensiva e expressiva, assim como os materiais utilizados.

Além do Instrumento de Avaliação da Língua de Sinais (IALS), são apresentadas sugestões que podem ser usadas para ampliação do conhecimento, assim como para o aprofundamento da reflexão sobre o funcionamento da Língua Brasileira de Sinais.

Finalizo destacando a relevância do IALS para professores, fonoaudiólogos e outros profissionais da área da linguagem e da surdez, que contarão a partir de agora com um instrumento precioso para avaliar e planejar suas ações. A importância do IALS, no entanto, não se restringe apenas aos profissionais, mas se estende também aos alunos e pacientes surdos, na medida em que os profissionais que os atendem poderão avaliar seu desempenho e propor atividades que contribuam para ampliação da sua proficiência na língua de sinais.

Parabéns às autoras!

Maria Cristina Pereira
DERDIC/PUCSP

Apresentação

A proposta de realizar um instrumento de avaliação da linguagem (compreensiva e expressiva) para surdos surgiu para suprir uma demanda existente no país. Não há instrumentos de avaliação especialmente produzidos para avaliar a linguagem na Língua Brasileira de Sinais – Libras. Fonoaudiólogos e demais profissionais que se ocupam em avaliar a linguagem na criança surda e em propor intervenções para os problemas identificados vão dispor de um instrumento que os auxiliará a identificar o desenvolvimento da linguagem na língua de sinais nessas crianças.

Os estudos sobre a aquisição da linguagem com crianças surdas, filhas de pais surdos que utilizavam a língua de sinais, já demonstravam que elas apresentavam um processo de aquisição análogo ao das crianças ouvintes, ou seja, mesmos estágios da aquisição observados em crianças adquirindo outras línguas. Dessa forma, o processo de aquisição normal da linguagem já era, portanto, constatado nas crianças ouvintes e nas crianças surdas pesquisadas.

No entanto, a maioria das crianças surdas, inclusive as que conhecíamos, iniciava tardiamente o seu processo de aquisição da linguagem na língua de sinais e, consequentemente, apresentava atraso ou alteração. Então, quando iniciamos a elaboração do instrumento aqui apresentado, tínhamos as seguintes perguntas:

a) Como podemos verificar se a criança surda está apresentando um processo de aquisição normal?

b) Como acompanhar a evolução da linguagem compreensiva e da linguagem expressiva conforme a faixa etária?

c) Como identificar atrasos ou alterações na linguagem (compreensiva e na expressiva)? Como descobrir se a criança que tem dificuldades de expressão ou que não se expressa possui uma compreensão normal ou alterada?

d) Qual é a intervenção adequada quando a criança apresenta atrasos ou alterações na linguagem compreensiva e/ou na expressiva?

Assim, considerando a necessidade de acompanhar da melhor forma possível as crianças surdas que iniciam a sua aquisição da linguagem na língua de sinais, precoce ou tardiamente, e/ou que apresentam alterações na comunicação, idealizamos o Instrumento de Avaliação da Língua de Sinais (IALS), que foi elaborado para avaliar crianças surdas com aquisição precoce e tardia. No estudo experimental que conduzimos, o instrumento foi aplicado em participantes de diversas faixas etárias, com aquisição precoce e tardia. Identificamos um padrão de respostas nas diferentes faixas etárias e constamos que a bateria de testes pode ser aplicada com surdos de todas as idades para verificar se os aspectos avaliados no desenvolvimento da linguagem estão ou não consolidados.

O objetivo do IALS é contribuir na investigação sobre o processo de aquisição da linguagem, auxiliando profissionais da área a identificar o nível de desenvolvimento da linguagem (compreensiva e expressiva) nos participantes surdos. Quando há atraso, o instrumento contribui para a identificação dos padrões alterados no desenvolvimento linguístico, o que auxilia os profissionais a selecionar estratégias adequadas de estimulação linguística.

Ressaltamos que além da aplicação deste instrumento de avaliação, observações ou avaliações adicionais necessitam ser realizadas, a fim de que os resultados deste instrumento sejam comparados com o uso da linguagem em outros contextos, possibilitando, ao profissional que está avaliando a linguagem, um conhecimento mais aprofundado sobre o desenvolvimento linguístico do participante que está sendo avaliado.

Organizamos este material pensando em profissionais que atuam diretamente na estimulação da linguagem de crianças, adolescentes e adultos surdos e que tenham interesse em verificar o processo de aquisição da linguagem na língua de sinais.

No primeiro capítulo, apresentamos uma revisão sobre a aquisição da língua de sinais e sobre avaliação da linguagem. O objetivo desse capítulo é introduzir os aspectos teóricos que embasaram o IALS. No segundo capítulo, descrevemos o instrumento e o processo de sua elaboração. As avaliações da linguagem (compreensiva e expressiva) é descrita considerando-se suas fases e seus objetivos. Nesse capítulo, apresentamos ainda o estudo experimental que determinou o formato atual do instrumento. No terceiro capítulo, apresentamos algumas orientações e sugestões para um processo de intervenção quando detectado o atraso no desenvolvimento da linguagem na língua de sinais. Por fim, preparamos um passo a passo de como aplicar o instrumento e analisar os resultados coletados. Essas instruções contam com uma versão em língua de sinais no DVD anexo. Esse passo a passo objetiva orientar o aplicador em cada etapa da aplicação do instrumento.

1

Aquisição e desenvolvimento da linguagem na criança surda

Objetivo: Apresentar uma visão geral sobre a aquisição e o desenvolvimento da linguagem, explicando aspectos específicos desses processos na criança surda, buscando oferecer elementos básicos para realizar a avaliação da linguagem em crianças surdas e para interpretar os resultados dos dados. Além disso, o capítulo pretende expor, brevemente, fatores que podem influenciar o processo de aquisição da linguagem por crianças surdas, considerando o contexto linguístico em que estão inseridas.

AQUISIÇÃO E DESENVOLVIMENTO DA LINGUAGEM

A aquisição da linguagem inicia precocemente, ou seja, assim que o bebê começa a estabelecer relação com o seu meio. Esse processo acontece de forma natural e espontânea, no sentido de ocorrer sem processos de intervenção. A criança adquire a linguagem na interação com as pessoas à sua volta, ouvindo ou vendo a língua ou as línguas, que estão sendo usadas. Embora a linguagem envolva processos complexos, a criança "sai falando" ou "sai sinalizando" quando está diante de oportunidades de usar a língua (ou as línguas). Ela experimenta a linguagem em cada momento de interação, acionando a sua capacidade para a linguagem mediante o contato com a língua usada no ambiente. Qualquer criança adquire a linguagem quando dispõe das oportunidades naturais de aquisição. No caso das crianças surdas filhas de pais surdos, esse processo acontece naturalmente na língua de sinais.

A seguir, apresentamos uma síntese de aquisição e desenvolvimento da linguagem com base em vários autores (Ruiz e Ortega, 1993; Petitto e Marantette, 1991; Boone et al., 1994; Aimard, 1998; Quadros, 1997) que se aplica tanto à língua falada quanto à língua de sinais.

Idade	Aquisição e desenvolvimento
Do 1º ao 3º mês	• Emissão de sons guturais. Sorriso social. Choro com intenção comunicativa. Emissão de vocalizações. Emissão de sons vocais e consonontais. Murmúrios. Emissão de produção manual.
Do 4º ao 6º mês	• Início do balbucio: escuta e joga com seus próprios sons ou gestos e trata de imitar os sons ou a produção manual emitidos pelos outros.
Do 7º ao 9º mês	• Enriquecimento da linguagem infantil. Aparecimento das primeiras sílabas orais ou manuais. Idade dos monossílabos (oral: "bo" pode significar consistentemente "bola" e a configuração de mão aberta no rosto pode significar de forma consistente "mãe").
Do 10º ao 12º mês	• Primeiras palavras em forma de sílabas duplas ("mama-papa") e de forma análoga sinais repetidos, compreendendo a entonação/a expressão facial associada às frases/ que acompanha a fala ou a sinalização.
Do 12º ao 18º mês	• Sabe algumas palavras. Compreende o significado de algumas frases habituais do seu entorno. Acompanha sua fala com gestos e expressões. Pode nomear imagens. Compreende e responde a instruções. Seu vocabulário compreende cerca de 50 palavras. Frases holofrásticas (uma palavra pode representar uma frase completa).
Aos 2 anos	• Usa frases com mais de um elemento. Usa substantivos, verbos, adjetivos e pronomes. Primeiras combinações substantivo-verbo e substantivo-adjetivo. Uso frequente do "não". Seu vocabulário varia de 50 a algumas centenas de palavras.
Aos 3 anos	• Linguagem compreensível para estranhos. Usa orações. Começa a diferenciar tempos e modos verbais. Idade das "perguntas". Usa artigos e pronomes. Inicia singular e plural. Há a chamada "explosão de vocabulário", ou seja, a criança incorpora ao seu dicionário mental uma quantidade grande de palavras.
Aos 4 anos	• Melhora a construção gramatical e a conjugação verbal tanto na língua falada como na língua de sinais. Usa elementos de ligação. Joga com as palavras. Etapa do monólogo individual e coletivo (a criança conversa consigo mesma em sinais ou usando a fala).
Aos 5 anos	• Progresso intelectual que conduz ao raciocínio. Compreende termos que estabelecem comparações. Compreende contrários. É capaz de estabelecer semelhanças e diferenças, noções espaciais etc. Construção gramatical equivalente ao padrão do adulto. A partir desta fase incrementa o léxico e o grau de abstração. Uso social da linguagem.
6 anos em diante	• Progressiva consolidação das noções corporal, espacial e temporal. Lectoescrita. Aquisição dos últimos aspectos da linguagem, ou seja, construção de estruturas sintáticas mais complexas de forma progressiva.

AQUISIÇÃO E DESENVOLVIMENTO DA LÍNGUA DE SINAIS

Os estudos das línguas de sinais no sentido das investigações linguísticas apresentam evidências de que as línguas de sinais observam as mesmas restrições que se aplicam às línguas faladas (Stokoe et al., 1976; Bellugi e Klima, 1972; Siple, 1978). As línguas de sinais apresentam aspectos linguísticos equivalentes às línguas orais em uma modalidade visuoespacial.

Os aspectos linguísticos das línguas de sinais apresentam análises em todos os níveis da linguística, ou seja, nos níveis fonológico (quirológico), morfológico, sintático, semântico e pragmático. No nível fonológico, Stokoe (1960) identificou os parâmetros que definem as unidades mínimas sem significado das línguas de sinais: configurações de mão, movimento, locação e orientação da mão. Klima e Bellugi (1979) apresentam alguns morfemas identificados na língua de sinais americana, como, por exemplo, alguns movimentos de repetição, movimentos circulares, movimentos em ziguezague, morfemas de número, tensão dos músculos. Na sintaxe, há estudos sobre a estrutura das línguas de sinais. Por exemplo, Liddell (1980) é um clássico sobre a sintaxe da língua de sinais americana. Na semântica, embora mais tímidos, há estudos analisando algumas línguas de sinais; por exemplo, o estudo sobre metáforas na língua de sinais americana de Wilcox (2000). No Brasil, a língua de sinais começou a ser investigada nas décadas de 1980 e 1990 (Ferreira-Brito, 1986, 1993, 1995; Felipe, 1992, 1993; Quadros, 1995, 1999). Atualmente, Quadros e Karnopp (2004) apresentam estudos sobre a estrutura da língua brasileira de sinais, e Quadros e Vasconcellos (2008) organizaram uma tradução para o português de artigos de estudos com diferentes línguas de sinais.

Quase em paralelo a esses estudos, iniciaram-se as pesquisas sobre o processo de aquisição da linguagem em crianças surdas, filhas de pais surdos (Hoffmeister, 1978; Meier, 1980; Loew, 1984; Lillo-Martin, 1986; Petitto, 1987; Slobin, 1986). Essas crianças apresentam o privilégio de ter acesso a uma língua de sinais em iguais condições ao que as crianças ouvintes têm a uma língua auditiva-oral; no entanto, representam apenas 5% da população surda. No Brasil, a aquisição da língua brasileira de sinais começou a ser investigada nos anos de 1990 (Karnopp, 1994; Quadros, 1995, 1997).

As investigações delineadas até então indicam que as crianças surdas, filhas de pais surdos, adquirem as regras de sua gramática de forma muito similar às crianças ouvintes adquirindo línguas faladas. Assim, na medida em que avançamos nos estudos, verificamos que a constituição da gramática da criança independe das variações das línguas e das mo-

18 Ronice Müller de Quadros e Carina Rebello Cruz

dalidades em que as línguas se apresentam (Quadros, Lillo-Martin e Mathur, 2001; Lillo-Martin e Quadros, 2005). A seguir, apresentamos os estágios de aquisição na língua de sinais.[1]

Período pré-linguístico

Conforme já observado por Quadros (1997) e Fernandes (2003), Petitto e Marantette (1991) realizaram um estudo sobre o balbucio em bebês surdos e ouvintes no mesmo período de desenvolvimento. Elas verificaram que o balbucio é um fenômeno que ocorre em todos os bebês, independente de serem surdos ou não. As autoras constataram que essa produção é manifestada não só por meio de sons, mas também por meio de sinais. As autoras chegaram à seguinte conclusão:

> Nos bebês surdos, foram detectadas duas formas de balbucio manual: o balbucio silábico e a gesticulação. O balbucio silábico apresenta combinações que fazem parte do sistema fonético das línguas de sinais. Ao contrário, a gesticulação não apresenta organização interna.
> Os dados apresentam um desenvolvimento paralelo do balbucio oral e do balbucio manual. Os bebês surdos e os bebês ouvintes apresentam os dois tipos de balbucio até um determinado estágio e desenvolvem o balbucio da sua modalidade. As vocalizações são interrompidas nos bebês surdos assim como as produções manuais são interrompidas nos bebês ouvintes, pois o *input* favorece o desenvolvimento de um dos modos de balbuciar.
> (Quadros, 1997, p. 70-71)

Input significa entrada, neste caso, a língua à qual a criança está tendo acesso, vendo ou ouvindo.

O fato de as autoras identificarem a sistematização das duas formas de balbuciar sugere haver algo que sustenta a aquisição da linguagem independentemente da modalidade da língua: oral-auditiva ou visuoespacial. Ou seja, parece haver uma capacidade para a linguagem que faz parte dos seres humanos. Interessante destacar que as crianças ouvintes, filhas de pais surdos, apresentam e desenvolvem os dois tipos de balbucio até chegarem à produção das línguas. Usualmente, essas crianças, por terem

---

[1] Este item está baseado em Quadros (1997), reorganizado para o material didático, "Desenvolvimento linguístico e educação de surdos", para o curso de educação especial, na modalidade a distância da UFSM (2006).

Língua de sinais **19**

input nas duas línguas, com seus pais surdos na língua de sinais e com seus parentes e amigos ouvintes na língua portuguesa, crescem bilíngues.

Estágio de um sinal

Segundo Quadros (1997), o estágio de um sinal inicia por volta dos 12 meses da criança surda e pode se estender até os 2 anos. Nessa fase, a criança se refere aos objetos apontando, segurando, olhando e tocando-os. Como a criança engatinha e caminha, ela se comunica com brinquedos, luzes, objetos, animais e alimentos. A criança começa a ter iniciativa e participa de outras atividades, como colocar e tirar objetos de armários, de caixas, etc. Ela utiliza uma linguagem não verbal para chamar a atenção para necessidades pessoais e para expressar suas reações, mas já varia seu olhar entre o objeto e a pessoa que a ajuda a pegá-lo. Nesse nível, a criança imita sinais produzidos pelos outros, apesar de apresentar configurações de mão e movimentos imperfeitos. Ela pode chegar a usar alguns sinais com significado consistente.

As primeiras produções incluem as formas chamadas congeladas da produção adulta, ou seja, a criança usa uma palavra com um significado mais amplo. Por exemplo, o sinal de PASSEAR é usado sistematicamente para significar "eu quero passear", "papai saiu", "eu quero sair". Os sinais produzidos inicialmente estão diretamente relacionados com a criança, por exemplo, LEITE, COMER, MAMÃE, PAPAI, etc.

É interessante observar que nesse período as crianças surdas usam gestos, assim como as crianças ouvintes, para pedir colo ou para pedir algo para comer, por exemplo. Esse tipo de produção gestual é típico nesta fase, tanto em crianças surdas quanto em crianças ouvintes, quando elas, chorando ou sorrindo – dependendo do contexto –, esticam os dois braços pedindo colo, ou apenas um deles, fazendo o movimento de pedido ("me dá"). No caso das crianças surdas, o uso desses movimentos é muito comum, mas independentemente disso, elas começam a usar sinais da língua de sinais.

Estágio das primeiras combinações

Segundo Quadros (1997), surgem as primeiras combinações de sinais por volta dos 2 anos nas crianças surdas. De modo geral, a criança produz palavras isoladas ou sinais para falar sobre coisas e ações ao redor dela. Ela usa a linguagem para chamar a atenção das pessoas, fazer pedidos e para reclamar de coisas que estejam presentes, quando se vão ou quando voltam. A criança comunica mais do que ela é capaz de produzir explicitamente. Ela aponta, olha, toca, identifica as coisas sobre as quais está falando. Além disso, ela possibilita que os outros entendam o que ela deixou de dizer. Elas começam a combinar dois sinais, observando as restrições que se aplicam ao padrão do adulto. No caso das crianças surdas adquirindo a língua de sinais, elas já privilegiam a ordenação participante-verbo ou verbo-objeto, por exemplo, elas sinalizam: EU QUERER ou QUERER ÁGUA. Isso indica a importância de a criança estar diante de sinalizantes da língua brasileira de sinais que sejam fluentes, pois, nessa fase, ela já está constituindo a sua língua observando as regras de forma implícita. Esse processo caracteriza a interiorização da língua no falante "nativo", ou seja, a criança está adquirindo a sua língua (ou línguas) de forma natural e espontânea, interiorizando suas regras sem ter consciência desse processo. Ele simplesmente acontece.

Na língua brasileira de sinais, temos, pelo menos, duas classes verbais, aquela que apresenta concordância, como DAR, DIZER, AJUDAR, PERGUNTAR, e a outra que não incorpora os pontos espaciais, ou seja, não apresenta concordância. Esses verbos são chamados verbos simples, como GOSTAR, PENSAR, CONHECER, SABER. Isso sugere que as crianças surdas devem adquirir duas estratégias para marcar as relações gramaticais: a incorporação dos pontos espaciais e a ordem das palavras. A incorporação envolve a concordância verbal que depende diretamente da aquisição do sistema pronominal, ou seja, do estabelecimento dos pontos no espaço incluindo os interlocutores para a primeira pessoa (EU) e para a segunda pessoa (TU ou VOCÊ).

No estágio em discussão, as crianças começam a usar o sistema pronominal, mas de forma inconsistente. Apesar da aparente relação entre forma e significado da apontação (ato de apontar que representa os pronomes na língua brasileira de sinais) a compreensão dos pronomes não é óbvia para a criança dentro do sistema linguístico. A aparente transparência da apontação é anulada diante das múltiplas funções linguísticas que apresenta. Se as crianças não entenderem a relação indicativa entre a forma apontada e o seu referente, a pluralidade da apontação pode tornar-se uma dificuldade na aquisição dos mecanismos gramaticais. A ideia de que a gesticulação pode funcionar linguisticamente é tão forte que anula a transparência indicativa da apontação.

Estágio de múltiplas combinações

Quadros (1997) mostra que mais ou menos entre os 2 anos e 6 meses e os 3 anos, as crianças começam a produzir muitas palavras. Esse período também é chamado de explosão do vocabulário, pois o bebê começa a falar sem parar. Isso acontece tanto com crianças adquirindo uma língua falada quanto com aquelas adquirindo uma língua de sinais. De modo geral, a criança começa a comunicar muito mais do que ela coloca em forma de palavras, há um aumento significativo na compreensão e, portanto, a criança subentende menos do que na fase anterior. A criança fala sobre o que ela está fazendo e pode solicitar diferentes coisas. Ela pode identificar coisas em figuras ou em livros e descrever pessoas e objetos por meio de suas características. Ela fala sobre onde estão as coisas, onde as pessoas estão indo e sobre quem vem a ela. Ela começar a usar frases curtas e sentenças.

Lillo-Martin (1986) cita que nesse período começam a ocorrer distinções derivacionais (por exemplo, a diferenciação entre CADEIRA e SENTAR). Segundo Quadros (1997), a criança surda ainda não usa os pronomes identificados espacialmente para se referir às pessoas e aos objetos que não estejam fisicamente presentes. Ela usa substantivos não associados com pontos no espaço. Mesmo quando ocorrem algumas tentativas de identificação de pontos no espaço, a criança apresenta falhas de correspondência entre a pessoa e o ponto espacial. Com referentes presentes no discurso já há o uso consistente do sistema pronominal e inclusive de indicações espaciais (indicações ostensivas).

Vamos ilustrar esses processos:

> A criança está conversando com sua mãe e conta para ela que a vovó foi dormir porque estava cansada, mas que depois voltará para continuar a tricotar. Para contar isso em sinais, ela não vai fazer o sinal de vovó e estabelecer um ponto no espaço como o adulto faria, pois o referente "vovó" não está presente no discurso (a vovó foi dormir na casa dela). Ela vai fazer o sinal de vovó e contar as coisas sem o estabelecimento no espaço. Se a vovó estivesse no espaço, ela apontaria para a vovó diretamente e falaria em sinais sobre o que quisesse sempre remetendo ao referente por meio da apontação. No primeiro caso, ela também pode usar a apontação que pode ser direcionada à porta por onde saiu a vovó, mas não necessariamente será consistente.

Dos 3 anos em diante, a criança fala sobre as coisas do seu ambiente imediato, sobre o que está fazendo ou planeja fazer. Ela fala sobre o que as outras pessoas estão fazendo, mesmo que elas não tenham nenhuma relação com ela. Ela facilmente compreende familiares e amigos e, da mesma forma, facilmente se faz entender. As crianças começam a usar o sistema pronominal com referentes não presentes no contexto do discurso, mas ainda apresentam erros. Algumas crianças empilham os referentes não presentes em um único ponto do espaço. Conforme apontado por Quadros (1997), Bellugi e Klima (1990) identificam essa flexão como supergeneralizações, estabelecendo uma analogia com as generalizações verbais observadas nas línguas faladas, como, por exemplo, "fazi", "gosti" e "sabo" na língua portuguesa.

Já há iniciativas das crianças em usar um ponto no espaço para referir diferentes coisas ou pessoas, mas isso ainda ocorre de forma inconsistente quando os referentes não estão presentes. Talvez essa inconsistência justifique por que as crianças surdas usam menos a concordância verbal.

Quadros traz também a reflexão de Lillo-Martin (1986) sobre os efeitos da modalidade, ou seja, o fato de a língua de sinais ser visuoespacial, em vez de auditiva-oral, poderia implicar diferenças na aquisição da criança surda. Nesse sentido, toca-se na questão da iconicidade das línguas de sinais.

Iconicidade se refere à transparência entre o significado e o significante, ou seja, a relação de identidade entre a palavra (o sinal) e o seu sentido. Por exemplo, nas línguas faladas as onomatopeias são consideradas por alguns autores como icônicas, pois a produção sonora "real" (do objeto ou do animal) é reproduzida na fala expressando certa identidade.

De fato, alguns sinais da língua brasileira de sinais parecem ter motivação icônica, apresentando alguma relação entre a sua forma e o seu significado, entre o referente e o referenciado. Os estudos indicam que, apesar de haver uma aparente iconicidade nas línguas de sinais, a aquisição do sistema pronominal e a concordância verbal são consideradas de aquisição tardia, o que é ilustrado pelos estudos mencionados até o presente momento. Lillo-Martin cita a conclusão de Meier (1981), a qual diz que a modalidade não facilita a aquisição do sistema da concordância verbal.

Na língua brasileira de sinais, Quadros (1995) observou que por volta dos 3 anos e 6 meses ocorre o uso de concordância verbal com referentes presentes. Com referentes não presentes, houve algumas ocorrências, embora de forma inconsistente, pois o estabelecimento e a identidade do ponto espacial não foram identificados de forma substancial.

Por volta dos 5 anos e 6 meses até os 6 anos e 6 meses, a criança conta histórias complicadas sobre fatos acontecidos no passado ou que podem acontecer. Mesmo uma pessoa estranha pode entendê-la facilmente. A criança pode dizer muito sobre como diferentes coisas se relacionam, como algo pode gerar algum acontecimento e como algumas coisas precisam esperar por outras. A criança usa a linguagem para descobrir o que está acontecendo, quem está fazendo o quê, qual o estado das coisas, o que as pessoas estão fazendo e o porquê. Ela pode manter uma longa conversa, ou interrompê-la e falar bastante sobre sua experiência relacionada àquilo que a pessoa está falando durante a conversa. A concordância verbal é usada de forma consistente pelas crianças adquirindo a língua brasileira de sinais. O uso de participantes e objetos nulos torna-se comum nesse período. Também são observados alguns exemplos com verbos da classe dos verbos com concordância com participantes pronunciados. Isso foi observado quando as crianças queriam tornar mais clara a identificação do referente estabelecido em um ponto no espaço, assim como ocorre na linguagem adulta.

Vamos ilustrar esse processo:

> A criança surda estava relatando um fato já ocorrido. Observou-se o estabelecimento do ponto espacial abstrato para "carro" no espaço de sinalização, pois "carro" é um referente não presente no discurso. Outra situação foi de reconto de uma história sem o auxílio do livro; dessa forma, ela não poderia referir-se utilizando as figuras como referentes presentes. Assim, foram estabelecidos pontos no espaço para "o menino" e para "os peixes". A criança introduziu esses pontos primeiro com os nominais e, depois, utilizou os pontos incorporados na concordância verbal. Nesse exemplo, o uso do recurso de omitir participantes e objetos foi empregado consistentemente de forma adequada.

No relato de histórias, as crianças comumente usam as figuras como locais reais dos referentes; isso também é observado nas narrações dos adultos, conforme mencionado anteriormente.

Quando se trata de referentes ausentes do discurso, há uma necessidade bem maior de definir claramente esses referentes no espaço para que não haja problemas na identificação dos pontos estabelecidos no espaço para os referentes. De certa forma, podemos fazer uma analogia com a criança adquirindo o português e usando os pronomes. Imaginem a criança contando algo e repetindo indefinidamente o pronome "ele" em uma história sobre o peixinho e o menino. Chega um determinado momento em que se faz necessário esclarecer se "ele" refere o peixinho ou o menino ao longo da contação da história. Essa necessidade também é devidamente observada pelas crianças surdas na medida em que crescem. As crianças surdas adquirindo a língua de sinais introduzem os pontos no espaço não deixando dúvidas quanto a sua identidade, inclusive omitindo-os de forma adequada, possibilitando ao receptor recuperá-los.

Entre 6 e 7 anos, a criança comunica a quaisquer pessoas sobre o que tem feito e experienciado. Ela pode manter longas conversas inclusive com estranhos. A criança já começa a acompanhar as conversações em grupo mantendo uma conversação clara para os demais. Ela usa a linguagem para influenciar o pensamento das pessoas, suas opiniões e suas atitudes. Ela a usa para expor alternativas sobre o que ela e os outros poderiam fazer em diferentes situações.

Bellugi e Petitto (1988) analisaram a aquisição da linguagem e concluíram que o conhecimento do uso linguístico do espaço nas línguas de sinais inclui a informação quanto às diferenças generalizadas do local de sinalização; o estabelecimento explícito dos nominais em pontos espaciais diferentes; a identificação do local espacial de forma consciente e a utilização do local espacial em frases e no discurso de maneira contrastante. As crianças parecem adquirir esse conhecimento por volta dos 7 anos, quando atingem a maturidade sobre o sistema referencial da sintaxe.

Os dados sugerem que a criança surda, com acesso a uma língua visuoespacial, proporcionada por pais surdos, desenvolverá normalmente uma linguagem. Além disso, pode-se concluir que os fundamentos da linguagem não estão baseados na forma em que a linguagem é produzida (auditiva-oral ou visuoespacial), mas sim na função linguística que a serve.

No entanto, os estudos em aquisição da língua brasileira de sinais em crianças surdas, filhas de pais ouvintes, representam uma área que necessita de mais investigações quanto à aquisição da linguagem. Os estudos até o presente se detiveram no processo de aquisição de crianças surdas, filhas de pais surdos usuários da língua de sinais, uma vez que essas crianças apresentam o *input* linguístico adequado e garantido para possíveis análises do processo de aquisição. Além disso, essas crianças crescem na comunidade surda, participando de eventos sociais ou esportivos e das associações de surdos, e ingressam nas escolas de surdos, ou seja, faz parte do seu dia a dia a convivência com pessoas surdas, o que possibilita a aprendizagem dos valores culturais surdos (Padden e Humphries, 1988). Nesse contexto, há uma inversão lógica das relações, pois a surdez não se constitui em uma falta e nem é tomada como referência no desenvolvimento. Da mesma forma, os filhos ouvintes de pais surdos crescem nesses ambientes imersos na comunidade surda. Nesse caso específico, os filhos ouvintes, normalmente, crescem bilíngues, pois adquirem a língua de sinais de seus pais e amigos surdos e, também, adquirem o português em contato com outras pessoas ouvintes com as quais os pais surdos convivem (amigos, parentes e vizinhos). Tanto os filhos surdos quanto os filhos ouvintes de pais surdos têm, então, a oportunidade de ter acesso a uma língua que garante o seu desenvolvimento da linguagem (Skliar e Quadros, 2001; Padden e Humphries, 1988).

Entretanto, como já foi mencionado, essas crianças representam a minoria e não têm sido foco das investigações no campo da aquisição da linguagem. A grande maioria das crianças surdas é filha de pais ouvintes que normalmente não conhecem a língua de sinais e muitas vezes nunca viram um surdo. Esse fator interfere diretamente no processo de aquisição da linguagem dessas crianças, uma vez que, até os pais tomarem conhecimento da língua de sinais e admitirem o seu uso, as crianças ficam praticamente sem *input* linguístico. Essas crianças, quando ingressam na clínica ou na escola, descobrem a língua de sinais e a partir daí iniciam o seu processo de aquisição da linguagem, embora tardio.

Antes de sua chegada na clínica ou na escola, o bebê surdo, filho de pais ouvintes, deve armazenar alguns significados da interação com seus pais e com pessoas de seu convívio. É possível que os toques, as expressões faciais do rosto do falante e a postura corporal influenciem o início da aquisição dos significados pelas crianças surdas. Tanto a criança surda como a ouvinte poderão, através da visão, receber significados; porém, diferentemente do que ocorre com as crianças ouvintes, as palavras emitidas (conteúdo sonoro) durante a interação são perdidas devido a alteração da função auditiva, impedindo o acesso e a internalização completa das informações. Muitas dessas crianças surdas criam um sistema gestual para se comunicarem com os seus pais, chamado também de "sinais caseiros". Estudos indicam que esses sistemas, apesar de possibilitarem a comunicação entre a criança e as pessoas que convivem com ela, são bastante limitados, pois se restringem a atender às necessidades primárias das crianças e a tópicos diretamente relacionados com a realidade da criança (Spencer e Harris, 2006; Emmorey, 2002).

Torna-se, então, relevante avaliar e acompanhar esse processo de aquisição, observando o seu desenvolvimento e proporcionando um *input* linguístico adequado às necessidades da criança e da sua família.

DIFERENTES CONTEXTOS DE AQUISIÇÃO DA CRIANÇA SURDA

As crianças surdas apresentam diferentes contextos de aquisição da linguagem relacionados com o meio em que estão inseridas. O primeiro que se apresenta é o do lar, onde os pais podem ser ouvintes que usam a língua de sinais ou não; ser surdos ou apenas um deles ser surdo; ter familiares surdos ou não; ter relações com outros surdos ou não, etc. O segundo contexto possível é o da escola, que pode oferecer um ambiente linguístico na língua de sinais por meio de surdos adultos, por meio de profissionais fluentes na língua e, até mesmo, garantir o contato com pares surdos. Por outro lado, há possibilidade de a criança estar em uma escola em que o único modelo de língua de sinais seja o intérprete, se houver. Outro contexto possível é o clínico, no qual a criança pode ter atendimento especializado antes de ingressar ou paralelamente à escola, caso a abordagem seja exclusivamente oral. Há também atendimentos clínicos que apresentam uma abordagem bilíngue, considerando a língua de sinais como primeira língua e o português escrito e/ou oral como segunda língua. Essas são algumas possibilidades de ambientes linguísticos em que a criança surda pode estar inserida. Dependendo das experiências nesses diferentes contextos, as crianças apresentarão implicações no processo de aquisição e desenvolvimento da linguagem.

Além da questão do ambiente, a aquisição e o desenvolvimento da linguagem da criança surda serão influenciados, também, pelo período no qual foi realizado o diagnóstico de surdez.

O processo de aquisição e desenvolvimento linguístico de uma criança, geralmente, é observado pelos pais, familiares e/ou pessoas ouvintes que convivem diariamente com ela. A língua materna do filho, normalmente, é a mesma dos pais e/ou do meio que a criança está inserida[2] e, portanto, a estimulação da linguagem da criança ocorre de forma muito natural, assim como a percepção do comportamento linguístico dela.

Quando há alguma alteração nesse processo, como algum atraso no aparecimento da fala ou fala pouco inteligível em uma determinada faixa

---

[2] O termo "língua materna" é utilizado no campo linguístico e no campo da psicanálise. No primeiro, o termo faz sentido, pois língua materna é aquela em que a criança se significa e significa o outro por meio de uma língua ou línguas, normalmente usadas no contexto em que a criança cresce. Nesse sentido, língua materna é análogo a língua nativa ou primeira língua. No campo da psicanálise, o termo apresenta outro sentido relacionado com a interação com significados que acontece entre mãe e filho. Comunicação que acontece até mesmo antes do nascimento, relacionando a palavra "materna" com a "mãe". Neste trabalho, usamos os termos língua materna ou primeira língua na perspectiva linguística.

etária, usualmente, os pais ou as pessoas que convivem com a criança conseguem detectar que há alguma diferença no seu desenvolvimento, pois estabelecem comparações do processo de desenvolvimento linguístico dessa criança com outras da mesma faixa etária. Essa possibilidade de percepção de diferenças ou não no processo de desenvolvimento linguístico infantil está relacionada ao conhecimento da própria língua que os pais utilizam e do seu uso por indivíduos de diferentes idades.

Assim, muitos pais relatam que buscaram auxílio médico quando observaram ausência de emissão de palavras em seu filho e/ou dificuldade em reagir a sons.

Uma questão a ser considerada é a idade em que a surdez é diagnosticada.

No Brasil, a idade média do diagnóstico de Deficiência Auditiva (DA) está em torno de 3 a 4 anos (Silveira, 1992), podendo levar até dois anos para ser concluído e, dessa forma, acarretar danos irreparáveis para a criança e onerar custos para a Sociedade. Em 1994, num trabalho de tese desenvolvido por Nóbrega (1994), foi concluído que a confirmação diagnóstica de DA até os 2 anos ocorreu apenas em 13% dos pacientes estudados, embora 56% tenham sido suspeitados nesta fase. Assim, havia um tempo perdido de mais de dois anos entre a suspeita clínica e a confirmação de DA (Nóbrega, 1994; Nóbrega, Weckx, Juliano, Novo, 1998; Nóbrega, 2004; Pádua et al., 2005, p. 192).

Nessa faixa etária, a criança já estaria no estágio de múltiplas combinações, ou seja, já estaria produzindo sentenças com mais de duas palavras, narrando fatos, compreendendo histórias, realizando perguntas, formulando respostas por meio de uma língua, se tivesse iniciado o processo de aquisição da linguagem na língua de sinais desde o nascimento. Se a criança surda é diagnosticada nessa fase, haverá um atraso no seu desenvolvimento linguístico pela falta de acesso à língua de sinais, que lhe permitiria compreender e produzir no nível referido.

Ainda hoje, várias crianças têm acesso à língua de sinais após essa fase, em idade escolar, iniciando a aquisição da linguagem tardiamente, após o período crítico de aquisição da linguagem e, consequentemente, apresentando um atraso significativo no seu desenvolvimento linguístico e possíveis dificuldades emocionais e na aprendizagem.

Em relação ao diagnóstico precoce, ressaltamos que é possível e fundamental a realização de exames audiológicos em bebês. Atualmente, há exames que detectam perdas auditivas, determinam o seu tipo e o seu grau e investigam as possíveis causas da surdez,[3] contribuindo para que seja realizada uma intervenção precoce e a seleção de uma abordagem terapêutica adequada às necessidades de cada criança. Na indicação da abordagem, é fundamental que seja permitida a aquisição de uma língua natural, ou seja, a língua materna da criança surda deve ser em uma modalidade à qual ela tenha acesso completo (visuoespacial ou auditiva-oral).

Os pais, até receberem o diagnóstico da surdez, geralmente estabelecem uma comunicação oral e gestual com o filho surdo, mas com limitação linguística significativa.

Após o diagnóstico, a forma de comunicação entre os pais e o filho surdo pode ou não se modificar. O acesso às informações sobre a surdez e o desenvolvimento da criança surda, a conscientização da necessidade de a criança adquirir uma língua de sinais (visuoespacial), o reconhecimento da importância em aprender a língua de sinais para se comunicar com a criança, o conhecimento e a troca de experiências com pais de crianças surdas que utilizam língua de sinais, a possibilidade de receber apoio emocional, a abordagem terapêutica indicada pela fonoaudióloga (oral ou bilíngue), a indicação de aparelhos auditivos e a indicação de implante coclear são alguns dos fatores que podem exercer grande influência no processo de aquisição da linguagem da criança surda, contribuindo para que a criança tenha um processo de aquisição normal ou alterado.

Assim, após o diagnóstico de surdez, uma intervenção terapêutica adequada a cada caso deve ser escolhida. Os fonoaudiólogos e/ou os médicos especialistas podem indicar diferentes dispositivos auditivos e abordagens terapêuticas à criança surda. A abordagem terapêutica comumente indicada ainda é a oral, ou seja, a que privilegia a aquisição exclusiva da língua oral e o uso de dispositivos auditivos. No entanto, a indicação de aparelhos ou o uso de implante coclear e a realização de fonoterapia frequentemente não possibilitam que a maioria das crianças surdas tenha acesso à língua oral de forma natural, pois, mesmo com o uso de dispositivos auditivos, as informações sonoras não são totalmente inteligíveis. Além disso, há crianças que, mesmo com o uso de aparelhos indicados especificamente para sua perda auditiva (tipo de grau), detectam apenas sons do ambiente. A voz humana em alguns casos não é detectada nem há a discriminação dos sons recebidos.

---

[3] Entre eles, otoemissão acústica, potencial auditivo evocado, audiometria infantil comportamental, imitanciometria.

Um dos fatores para a indicação frequente da abordagem oral possivelmente esteja relacionado com a formação dos fonoaudiólogos no Brasil, que ainda não apresenta uma abordagem linguística na língua de sinais.[4]

Dessa forma, se considerarmos o canal auditivo-oral como o único meio de acesso às informações linguísticas, a aquisição da linguagem por crianças surdas na língua oral será prejudicada, pois não possibilita o acesso às informações e o desenvolvimento linguístico equivalente ao processo das crianças adquirindo quaisquer outras línguas, uma vez que depende do ensino formal da língua falada.[5]

Considerando o fonoaudiólogo como o possível profissional a trabalhar com a linguagem da criança em uma perspectiva da clínica linguística, a intervenção com a criança surda, quando necessário, seria na língua de sinais, mesmo que essa criança tivesse um atendimento clínico de oralização para aquisição da língua oral como segunda língua.

Por outro lado, a criança surda tem possibilidade de adquirir a linguagem por meio do canal visuoespacial. A língua de sinais é a língua acessada pela criança surda de forma natural e espontânea; diferentemente da língua falada que exigirá atendimento clínico-terapêutico.

Pesquisas referentes ao desenvolvimento linguístico da criança surda apontam para a diferença da modalidade da língua de sinais (visuoespacial) para a língua oral (auditiva-oral), mas revelam semelhanças significativas na forma de processamento e nos estágios de desenvolvimento

---

[4] Uma formação com abordagem linguística na língua de sinais inclui, na formação de fonoaudiólogos, disciplinas e estágios que os preparem para realizar a fonoterapia com crianças surdas que estão em processo de aquisição da linguagem na sua primeira língua, a língua de sinais. Sendo fundamental conhecimento teórico sobre línguas de sinais e sobre aquisição da linguagem por crianças surdas. Da mesma forma que ocorre o acompanhamento fonoaudiológico com crianças ouvintes em processo de aquisição da linguagem, consistindo, principalmente, em avaliar o processo de aquisição da linguagem (compreensiva e expressiva, em diferentes níveis – sintático, fonético, fonológico, semântico e pragmático – e em aspectos específicos da linguagem), em identificar se a criança apresenta nível de desenvolvimento linguístico adequado à faixa etária ou apresenta possíveis alterações no processo de aquisição da linguagem, as crianças surdas também necessitam ter o acompanhamento especializado, pois todas as crianças (independente de utilizarem uma língua auditiva-oral ou visuoespacial), podem ter um processo de aquisição da linguagem esperado (normal) ou atípico.

[5] "O oralismo e a supressão do Sinal resultaram numa deterioração drástica das conquistas educacionais das crianças surdas e do grau de instrução do surdo em geral. Muitos dos surdos hoje em dia são iletrados funcionais. Um estudo realizado pelo Colégio Gallaudet, em 1972, revelou que o nível médio de leitura dos graduados surdos de 18 anos em escolas secundárias nos Estados Unidos era equivalente apenas à quarta série; outro estudo, efetuado pelo psicólogo britânico R. Conrad, indica uma situação similar na Inglaterra, com os estudantes surdos, por ocasião da graduação, lendo no nível de crianças de 9 anos". (Sacks, 1990, p. 45).

considerados adequados para determinada faixa etária em ambas as línguas. Conforme apresentado neste capítulo, as crianças que foram observadas nessas pesquisas eram filhas de pais surdos, proficientes na língua de sinais; estavam, portanto, diante de um ambiente linguisticamente adequado desde o nascimento, assim como ocorre com crianças ouvintes. Por outro lado, as crianças surdas, filhas de pais ouvintes, iniciam a aquisição da língua de sinais em diferentes períodos e contextos e, ainda em muitos casos, tardiamente, ou seja, depois dos 4 anos.[6]

Várias crianças iniciam a aquisição da língua de sinais na escola de surdos, com colegas surdos ou em clínicas com profissionais bilíngues. Alguns pais iniciam a aprendizagem da língua de sinais nessa mesma época. Há uma visível diferença no nível de desenvolvimento linguístico entre a trajetória da criança surda filha de pais ouvintes, e a da criança surda filha de pais surdos.[7]

Singleton e Newport (2004) examinaram o impacto da exposição a um *input* inconsistente na aquisição da linguagem. A questão da investigação realizada é até que ponto a criança é capaz de organizar uma língua natural a partir de um *input* inconsistente não representativo de uma língua natural constituída com base em princípios, algo muito comum entre as crianças surdas norte-americanas. A pesquisa envolve um estudo de caso com uma criança que adquiriu a língua de sinais com seus pais surdos que foram expostos tardiamente à língua de sinais e que apresentam essa língua com muitos erros e produções inadequadas. A criança, aos 7 anos, mesmo exposta a esse *input*, apresenta um desempenho melhor que o dos seus pais. Foi aplicado um teste morfológico que analisou o desempenho da criança em contraste com o desempenho dos pais.

Os resultados da pesquisa indicaram que a aquisição da linguagem acontece independentemente da qualidade do *input* a que a criança recebe, por ser algo ativado a partir de poucos elementos disponíveis para a criança, ou seja, estar relacionado com algo inato. A pesquisa apresentada mostra que as crianças necessariamente são dotadas de uma base inata que guiam o processo de aquisição da linguagem.

---

[6] Nos Estados Unidos, uma criança surda que adquire a língua de sinais após os 4 anos já é considerada uma criança com aquisição tardia. As crianças surdas, na sua grande maioria, adquirem a língua de sinais antes dos 3 anos.

[7] A transmissão de uma língua geralmente ocorre de pais para filho (pais surdos-filhos surdos; pais surdos-filhos ouvintes; pais ouvintes-filhos ouvintes). No entanto, a maioria das crianças surdas filhas de pais ouvintes, frequentemente, ensina no dia a dia a língua de sinais aos seus pais, mesmo que estes ingressem em cursos de sinais e transmitam ao filho a língua que estão aprendendo.

Em outra pesquisa realizada por Singleton e Newport (apud Singleton e Newport, 2004), os autores concluíram que crianças surdas filhas de pais ouvintes que foram expostas à língua de sinais americana depois dos 12 anos, comparadas àquelas expostas desde a mais tenra idade, apresentaram dificuldades em relação a alguns tipos de construção.

Há vários tipos de evidência empírica para sustentar que a aquisição da linguagem é restringida ou baseada em princípios universais relacionados com regras gramaticais ou padrões das línguas naturais. Esses resultados que identificam similaridades (ou universais) entre línguas não relacionadas do mundo (Chomsky, 1965, 1981, 1995), padrões universais ou estágios de aquisição da linguagem (Slobin, 1985) e evidências da existência de um período crítico ou sensível para que a aquisição da linguagem aconteça de forma mais adequada (Johnson e Newport, 1989; Lenneberg, 1967; Newport, 1990) favorecem essa análise. Estudar crianças que não têm *input* ou que têm *input* mínimo é difícil, devido a inexistência destes casos. Em se tratando especificamente da criança surda, infelizmente, essas ocorrências podem ainda ser encontradas. Na ausência do *input*, espera-se que a criança não ative sua capacidade para a linguagem. Por outro lado, mesmo diante de um *input* pobre, em função da existência dessa capacidade, a criança pode ativar a linguagem de forma adequada.

Assim como Chomsky (1981) percebeu, mesmo em contextos normais de aquisição, o *input* não é completo, no sentido de oferecer todos os elementos que compõem uma determinada língua. Mesmo assim, a partir desses estímulos a criança é capaz de atingir uma língua com todas as possibilidades que apresenta. Então, o que parece determinar a aquisição da linguagem é o que está por trás da expressão linguística, ou seja, são princípios que regem a aquisição da linguagem. Assim, os estudos da linguagem podem ser desenvolvidos a partir dos estudos da aquisição da linguagem em diferentes contextos linguísticos. Mesmo havendo um *input* dito normal, ele ainda assim pode ser inconsistente e apresentar diferentes níveis de complexidade. Estudos realizados com crianças diante destes diferentes contextos linguísticos mostram que mesmo assim a criança desenvolve a linguagem com uma forma diferente e mais complexa do que aquela apresentada no seu *input*.

Os casos mais extremos de estudos realizados envolvem crianças que foram privadas de qualquer forma de *input* durante todo o período de aquisição. Nesses casos, as crianças também apresentam problemas de ordem cognitiva, perceptual e de privação social. Histórias de crianças selvagens foram muito bem documentadas (Itard, 1932; Lane, 1979), e têm evidenciado que a privação completa de *input* durante os primeiros anos de vida deixa sequelas sérias no desenvolvimento da linguagem. Observe-se que esses casos são de privação total do contato com outros seres humanos. Não há estudos sobre mais de um ser humano crescendo junto um do outro privados da exposição a uma língua. Nesse caso, talvez tivéssemos resultados distintos. Além disso, é difícil separar as diferentes sequelas no desenvolvimento dessas crianças diante de tal grau de privação. Os casos de *input* reduzido sem comprometimento social levantam outras circunstâncias nas quais a criança não dispõe de modelos linguísticos primários e, por alguma razão, não dispõe de um modelo adequado de linguagem, mas não está privada do convívio com os demais. O *input* reduzido não convencional experienciado pela criança em estudo neste trabalho pode revelar os limites das condições sob as quais a aquisição da linguagem pode ocorrer.

Os estudos de surdos sem *input* convencional talvez sejam os casos mais extremos de privação linguística sem privação social. Alguns pais de crianças surdas tendem a educar seus filhos utilizando uma linguagem oral proibindo o uso da língua de sinais. Goldin-Meadow (2003) tem estudado profundamente as crianças surdas com pais ouvintes nesses contextos. Por uma opção dos pais, essas crianças não são expostas à língua de sinais. Os níveis de perda auditiva dessas crianças não possibilitam um bom desempenho no processo de aquisição da língua oral, mesmo com todo o treinamento. Embora pareça que esses contextos privam a criança de relações sociais, essas crianças crescem com todo o suporte das famílias obtendo um suporte social ajustado. O interessante é que essas crianças desenvolvem um sistema gestual individual enquanto sistema de comunicação (conhecido como "sinais caseiros") para utilizar com sua família. Goldin-Meadow observou que esses sistemas apresentam regularidades estruturais características das primeiras produções gestuais observadas nas crianças em geral: uso de um gesto de forma consistente (palavra), o uso de estruturas recursivas (uso de estruturas subordinadas ou de sentenças coordenadas) e uma morfologia interna dos gestos. Embora não seja um sistema linguístico completo, os sistemas de sinais caseiros apresentam propriedades essenciais das línguas humanas. Esta pesquisa sugere que na ausência de um *input* linguístico convencional as crianças desenvolvem um sistema do tipo linguístico. No entanto, o fato de sistemas de sinais caseiros não serem estruturalmente complexos como as línguas de sinais indica que o ambiente apresenta um papel significativo no desenvolvimento de certas propriedades linguísticas.

Bickerton (1999) apresenta estudos com línguas crioulas[8] (línguas novas). Ele tem argumentado que a gramática dos crioulos é aperfeiçoada pela criança. Ele concorda com a proposta de *pidgin* estabilizado (mistura de línguas mais estruturada) que passa a ser usado pelos adultos e pelas crianças; no entanto, as crianças expostas a um *pidgin* menos estruturado são capazes de produzir níveis mais complexos da linguagem, chegando ao crioulo. Os estudos de Bickerton focam o desenvolvimento de *pidgins* mais iniciais à crioulização. Ele observa que há um exercício da capacidade inata de transformar um *input* mais elementar exibindo os dispositivos gramaticais inatos em níveis mais complexos da linguagem – morfologia produtiva, utilização de sentenças encaixadas, marcação de aspecto, uso de sentenças relativas, ordem da frase – mesmo quando isso não se apresenta no *pidgin* ao qual a criança está exposta. Ele atribui ao mecanismo inato a possibilidade de desenvolver essa complexidade linguística.

Esses estudos evidenciam que as crianças desenvolvem dispositivos gramaticais nas línguas, mesmo quando essas línguas (*pidgins*) não apresentam certa complexidade, mesmo diante de um *input* empobrecido. Os estudos de crioulização e de sinais caseiros sugerem que as crianças introduzem sistematicidade aos seus sistemas linguísticos, mesmo que não haja tal complexidade disponível em seu *input*. No entanto, esse sistema não equivale a um sistema completo, implicando aquisição da linguagem tardia.

Lenneberg (1967) propôs a existência de um período crítico para a aquisição da linguagem tendo como pressuposto a ideia de que a linguagem é inata. O período crítico se iniciaria por volta dos 2 anos e se encerraria por volta da puberdade. Esse período é chamado de crítico porque seria aquele mais sensível à aquisição da linguagem. Caso a criança não adquira a linguagem nesse período, seu desenvolvimento linguístico será prejudicado.

> A primeira língua não pode ser adquirida pela criança na puberdade com a mesma facilidade no período compreendido desde a infância até a senectude (velhice). No mesmo momento em que a lateralidade cerebral se estabelece solidamente (por volta da puberdade), os sintomas da afasia adquirida tendem a ser irreversíveis depois de cerca de três a seis meses de seu início. Os prognósticos de recuperação completa rapidamente se deterio-

---

[8] Uma língua crioula é uma língua natural que se distingue das restantes devido a três características: o seu processo de formação, a sua relação com uma língua de prestígio e algumas particularidades gramaticais. Uma língua crioula deriva sempre de um *pidgin*, que não é uma língua natural, mas apenas um sistema de comunicação rudimentar, alinhavado por pessoas que falam línguas diferentes e que precisam se comunicar. (Wikipedia, enciclopédia livre, acessada em 13/12/2008).

ram com o avanço da idade depois da adolescência. Em acréscimo, os limites da aquisição da primeira língua por volta da puberdade são demonstrados em pessoas com retardo mental, que frequentemente conseguem fazer progressos lentos e modestos na aquisição da linguagem até o início da adolescência, período em que *status* de sua fala e linguagem tornam-se permanentemente consolidados. (Lenneberg, 1967, p. 178)[9]

Conforme observado por Quadros (2008, p. 79):

Nesse sentido, o período crítico pode ser entendido como o "pico" do processo de aquisição da linguagem. Isso não significa que não possa haver aquisição em outros períodos da vida. As evidências para a existência desse período vêm de crianças que, por alguma razão, foram impedidas de acessar a linguagem durante esse período. Essas crianças apresentaram dificuldades (e impossibilidade) de aquisição da linguagem, especialmente da sintaxe (em nível de estrutura). Também há evidências de crianças surdas, filhas de pais ouvintes (Singleton e Newport, 1994), que foram expostas à língua de sinais americana depois dos 12 anos. Essas crianças, comparadas àquelas expostas desde a mais tenra idade, apresentaram dificuldades em relação a alguns tipos de construção. Dados de aquisição de segunda língua também indicam que as crianças expostas à língua estrangeira atingem melhor competência do que pessoas que adquirem línguas depois do período crítico. Adquirir uma língua (nativa ou estrangeira) depende de um processo de aquisição que é natural à criança.

Por outro lado, a abordagem bilíngue considera a língua de sinais a primeira língua da criança surda, pois, atentando aos resultados das pesquisas em aquisição da linguagem, o acesso à língua de sinais permite o desenvolvimento da linguagem de forma natural e espontânea, podendo ocorrer de forma análoga ao processo de crianças adquirindo quaisquer outras línguas. Além disso, a aquisição da primeira língua de forma consistente em um período considerado normal oferece uma base linguística consolidada para a aquisição de uma segunda língua, assim como observado em outros contextos bilíngues (Cummins, 2000, 2003). Portanto, o pro-

---

[9] *Primary language cannot be acquired with equal facility within the period from childhood to senescence [old age]. At the same time that cerebral lateralization becomes firmly established (about puberty) the symptoms of acquired aphasia tend to become irreversible within about three to six months after their onset. Prognosis for complete recovery rapidly deteriorates with advancing age after the early teens. Limitation to the acquisition of primary language around puberty is further demonstrated by the mentally retarded who can frequently make slow and modest beginnings in the acquisition of language until their early teens, at which time their speech and language status becomes permanently consolidated.*

cesso de aquisição da linguagem por meio de uma língua natural em crianças surdas dependerá do acesso às informações que os pais receberão sobre a surdez e sobre a língua de sinais. A consciência da necessidade de a criança adquirir uma língua visual e o reconhecimento sobre a importância em aprender a língua de sinais para comunicarem-se com o seu filho podem viabilizar um desenvolvimento linguístico mais adequado.

O contexto linguístico em que a criança surda está inserida poderá ser determinante no seu processo de aquisição da linguagem, pois mesmo apresentando condições internas de adquirir a linguagem de forma natural e normal, como as crianças ouvintes, há possibilidade de atraso linguístico e/ou sequelas devido à falta de *input* em uma língua à qual a criança tenha acesso completo o mais cedo possível. Informações e estudos referentes ao processo de aquisição normal na língua de sinais necessitam ser compartilhadas com os pais, que muitas vezes desconhecem essa possibilidade e deixam de entender e de serem entendidos pelos filhos por um longo tempo.

Os estudos apresentados sobre o processo de aquisição normal da linguagem por crianças surdas ressaltam a importância de os profissionais envolvidos no diagnóstico e na intervenção terapêutica com crianças surdas considerarem a língua de sinais como uma possibilidade real para a aquisição normal da linguagem, mesmo que a língua oral seja indicada (como segunda língua), pois um processo normal de aquisição da linguagem contribui para que a criança surda cresça incluída em sua família e para que tenha as oportunidades de aprendizagem que a criança ouvinte tem.

O OLHAR DOS PAIS NO PROCESSO DE AQUISIÇÃO E DESENVOLVIMENTO DA LINGUAGEM DE SEU FILHO SURDO[10]

Com base nos atendimentos fonoterápicos realizados por Cruz,[11] com pais ouvintes de filhos surdos, entre 1996 e 2008, em uma clínica

---

[10] Utilizamos a palavra "pais" reconhecendo que há diferentes estruturas familiares, inclusive não tradicionais, podendo ser composta por apenas um dos membros, pai ou mãe, ou por uma ou mais pessoas que assumem os cuidados das crianças.

[11] Cruz é uma das autoras deste livro e desenvolve atendimentos fonoterápicos com crianças surdas em uma abordagem bilíngue, em que a língua brasileira de sinais é a primeira e a língua portuguesa é a segunda língua no processo de aquisição e desenvolvimento da linguagem. Quando indicado, a abordagem utilizada é exclusivamente sinalizada, pois há crianças com atraso significativo no processo de aquisição da linguagem, na primeira língua, necessitando de estratégias de intervenção na língua de sinais, visando adequar ou melhorar desenvolvimento linguístico da criança.

vinculada a uma escola de surdos, será apresentado um levantamento de informações referentes aos olhares desses pais em relação ao ingresso do filho surdo a quem foi indicada a aquisição da língua de sinais como primeira língua, uma nova língua, e as implicações disso na vida dessa família. Nessa clínica, as crianças ingressam no programa de estimulação precoce[12] e/ou na escola que tem uma abordagem bilíngue. Aos pais é indicado e oferecido curso de língua de sinais com professores surdos, do qual outros pais e familiares também participam. A primeira língua da criança poderá ser a língua de sinais, e a sua segunda língua, a língua materna dos pais, ou seja, o português. A criança adquirirá uma língua que os pais também precisarão aprender.

Observa-se que os pais, até receberem o diagnóstico da surdez, geralmente estabelecem uma comunicação oral e/ou gestual com o filho surdo, mas com limitação significativa em diversos momentos. Consequentemente, as crianças, quando ingressam no programa de estimulação precoce, apresentam atraso na linguagem (compreensiva e expressiva), em diferentes níveis, devido à falta de acesso a uma língua que pudesse ser recebida e internalizada de forma natural. Portanto, o processo de aquisição e desenvolvimento linguístico de uma criança surda filha de pais ouvintes é diferente do processo de uma criança ouvinte filha de pais ouvintes.

Inicialmente, a língua materna dos pais ouvintes geralmente é utilizada nas interações com o filho surdo e durante a estimulação da linguagem. A maioria dos pais ouvintes comunica-se com o filho surdo por meio da língua oral, ainda que não seja possível o filho adquiri-la de forma natural, devido à limitação auditiva. Há pais ouvintes que estimulam somente a língua oral, outros a língua oral associada a gestos ou sinais, e poucos utilizam a língua oral e a língua de sinais em diferentes momentos. Os pais ouvintes utilizam a língua oral e observam o desenvolvimento linguístico oral do filho surdo, ou seja, como o filho surdo está adquirindo ou respondendo a estimulação da sua língua materna. Muitos pais, durante a entrevista inicial em uma consulta com a fonoaudióloga, referem os sons, palavras inteligíveis ou ininteligíveis que são pronunciadas pela criança, como a principal e mais importante forma de comunicação de seu filho. Os pais ouvintes observam as produções na língua oral do filho surdo, assim como ocorre em pais ouvintes com filho ouvinte, e percebem o seu atraso linguístico.

---

[12] O termo "estimulação precoce" é utilizado neste trabalho para referir o atendimento de crianças de 0 a 3 anos e 11 meses que realizam acompanhamento fonoterápico. Às vezes, o termo "intervenção precoce" substitui o termo "estimulação precoce" neste mesmo sentido.

O processo de aprendizagem da língua de sinais pelos pais ouvintes pode ocorrer simultaneamente ou posteriormente ao período de aquisição do filho surdo. Há situações em que alguns pais, mesmo optando pela abordagem bilíngue, não utilizam a língua de sinais, utilizando a língua oral com a perspectiva de que o filho adquira essa língua. Há, também, o mito de que as crianças que adquirem a língua de sinais estarão impossibilitadas de aprender uma língua oral. Esse mito se constituiu de forma análoga em países monolíngues com comunidades de minorias linguísticas (Grosjean, 1982). Por razões políticas, filosóficas e religiosas, acreditava-se que, se as pessoas usassem a sua língua nativa, elas não aprenderiam a língua do país. Esse é um caso típico observado nos Estados Unidos (Cummins, 2000), com os falantes hispânicos que precisam aprender o inglês na escola abandonando a sua língua. No entanto, as pesquisas mostram que esse mito não se sustenta; pelo contrário, as pessoas que crescem bilíngues apresentam vantagens cognitivas em relação aos seus pares monolíngues (Cummins, 2003). No caso das crianças surdas, elas terão uma base linguística sólida na língua de sinais que sustentará a aquisição de outras línguas, como o português, por exemplo.

A maioria das crianças surdas adquire a linguagem por meio da língua de sinais, antes de seus pais. As crianças surdas que estão no período crítico de aquisição da linguagem e em contato com sua língua apresentam rápida evolução na compreensão e na expressão. O vocabulário e a construção sintática de muitas crianças surdas são superiores aos de seus pais ouvintes. Inclusive, alguns pais relatam que aprendem sinais com os próprios filhos, ou seja, os filhos estimulam os pais.

Porém, mesmo quando ocorre uma boa aceitação dessa nova língua com o seu filho, aos pais faltam parâmetros para determinar o nível de desenvolvimento linguístico de seu filho. Afinal, os parâmetros conhecidos pelos pais são os da sua língua, o português. Os pais estão diante do filho surdo e têm dificuldades de estabelecer uma comunicação efetiva, consequentemente não conseguem proporcionar o seu desenvolvimento linguístico. Além disso, assim como observado por Andrews, Leigh e Weiner (2004), os pais, diante da surdez, perdem a perspectiva de futuro e não sabem como ser pais de filhos surdos. Surgem perguntas básicas em relação à vida do seu filho: ele vai aprender a ler? Ele vai poder trabalhar? Ele vai casar? Ele vai aprender a dirigir? Ele vai aprender a falar? Ele vai aprender a ouvir? É uma situação única para os pais e eles se encontram diante de um impasse. Os pais terão de "enfrentar" essa situação inesperada. Torna-se fundamental conhecer e trocar experiências com pais de crianças surdas que utilizam a língua de sinais, conhecer surdos adultos e receber apoio emocional. O contato com surdos adultos materializa a possibilidade de futuro para o seu filho, pois são surdos que constituem família, dirigem, estudam, trabalham, viajam, ou seja, são participantes que assumem as suas responsabilidades, têm direitos e deveres como quaisquer outras pessoas.

Alguns pais surpreendem-se quando são informados sobre o processo normal de aquisição da linguagem por crianças surdas[13] e que há a necessidade de intensificar a estimulação linguística na língua de sinais no ambiente familiar, nas sessões terapêuticas ou na escola devido ao atraso na linguagem compreensiva e/ou expressiva que seu filho apresenta, em função da aquisição tardia. É muito importante esclarecer aos pais sobre o processo de aquisição e desenvolvimento da linguagem em crianças surdas, filhas de pais surdos, que tiveram um desenvolvimento linguístico normal, pois foram estimuladas na língua de sinais desde o nascimento.

A maioria dos pais desconhece as possibilidades da criança utente da língua de sinais ter as fases do desenvolvimento linguístico muito semelhantes à criança ouvinte. Os pais precisam ser informados a respeito dos estudos relacionados à aquisição normal da linguagem em crianças surdas, possibilitando estabelecer os mesmos parâmetros de observação do comportamento linguístico em uma nova modalidade: visuoespacial. Assim, os pais sentem-se capazes de utilizar seus conhecimentos também na observação do desenvolvimento linguístico de seu filho. Os esclarecimentos são fundamentais para que os pais possam se envolver com essa nova forma de comunicação, inclusive para que proporcionem o desenvolvimento linguístico na primeira língua do seu filho, a língua de sinais.

Quando os pais sentem-se preparados e confiantes para aprender a língua de sinais por meio de cursos com instrutores e/ou professores surdos, em programas de pais, entre outras possibilidades, intensificam-se as trocas comunicativas entre pais e filho surdo e, gradualmente, as observações em relação à evolução do desenvolvimento linguístico são comenta-

---

[13] Em 2008, durante uma reunião com mães de crianças que frequentam as turmas de educação infantil de 4 a 6 anos, em uma escola de surdos em Porto Alegre, foi abordado o processo de aquisição normal da linguagem por crianças. Quando a fonoaudióloga questionou se as crianças surdas poderiam ter um processo de aquisição da linguagem normal, as respostas dividiram-se entre: "não sei" e "não". Quando os estudos sobre aquisição normal da linguagem por crianças surdas, o processo de aquisição por crianças surdas e a comparação entre a aquisição da linguagem de crianças surdas e ouvintes foram apresentados, foi visível a surpresa das mães. As mães referiram que ao ouvirem a palavra "normal" lembraram somente da língua oral e não da língua de sinais.

das. Resgata-se o vínculo comunicativo, possibilitando interações linguísticas semelhantes às de pais ouvintes de filho ouvinte e melhora significativamente a compreensão e a expressão da criança surda.

Estudos realizados com pais ouvintes que usam a língua de sinais com seus filhos surdos evidenciam que os pais procuram adequar o nível de linguagem à criança, assim como fariam na língua falada, caso tivessem uma criança ouvinte. Segundo Spencer e Harris (2006), as mães conversam com seus filhos surdos sobre situações que estão diretamente relacionadas com as atividades que as crianças estão realizando no momento da conversação. Diferente das mães surdas com filhos surdos, as mães ouvintes usam menos estratégias para estabelecer o olhar com a criança, tais como o toque no corpo para chamar a atenção da criança, o posicionamento do corpo e/ou da face no campo visual da criança, entre outras fundamentais para o estabelecimento da comunicação visual. Como resultado disso, as crianças surdas estabelecem o olhar e o mantêm por períodos mais longos com mães surdas do que com mães ouvintes. Além disso, a quantidade e a extensão das sentenças produzidas pelas mães ouvintes ainda não fluentes na língua de sinais comparadas às mães surdas são menores. Na medida em que se tornam fluentes, rapidamente observam-se mudanças nos padrões observados. As mães que apresentam certa resistência em aprender a língua de sinais terão diferenças significativas na interação com a criança surda. As mães menos fluentes na língua de sinais tendem a usar a língua oral concomitantemente com os seus sinais. Normalmente, o número de palavras produzidas oralmente é muito superior ao número de sinais usados. Esses padrões podem interferir no desenvolvimento da linguagem da criança surda, implicando atrasos linguísticos de acordo com a sua faixa etária.

A criança surda, com pais fluentes na língua de sinais, integra-se à família como participante, pois participa do dia a dia, quer saber e consegue saber o que está sendo dito pelas pessoas e pelos meios de comunicação. Os pais, então, estabelecem uma relação comunicativa efetiva com o seu filho, fortalecendo a relação pai e filho. Nesse processo, os pais passam a compreender o filho e o filho passa a compreender os seus pais. As crianças têm a oportunidade de expressar para a família o que pensam, sentem, imaginam e o que não sabem, estabelecendo trocas comunicativas efetivas. Além das relações fortalecidas, há um desenvolvimento linguístico e cognitivo mais consistente, pois a criança começa a elaborar as informações por meio da língua de sinais e ter acesso às informações cotidianas não restritas apenas ao espaço clínico e/ou escolar. Diante disso, os pais percebem as mudanças no comportamento da criança, transformando o seu olhar diante do filho. Os pais resgatam a possibilidade de futuro para o seu filho como um participante capaz de crescer e de se desenvolver, não só linguística como também afetiva, cognitiva e socialmente. Esse resgate é fundamental para o desenvolvimento da criança.

A seguir selecionamos alguns trechos de relatos de pais que passaram por essa experiência:[14]

> A língua de sinais é muito importante, sim. Inclusive para a gente se comunicar com eles. Porque se a gente não souber a língua de sinais, não tem como a gente se comunicar com ele. Ele está aprendendo cada vez mais, e a gente tem que acompanhar. Eu acho muito importante, tanto na escola a gente aprender, como em casa. É muito importante! Depois que eu aprendi a língua de sinais, foi mais fácil a conversa com ele. Antes era muito difícil. Não entendia o que ele falava, ele se irritava, e agora, não. A gente é bem compreensivo um com o outro, porque a gente aprende junto.
>
> Sônia, mãe de Mateus, 5 anos.

> Mãe – A língua de sinais foi a melhor coisa que inventaram para o surdo. Como a gente ia se comunicar com o surdo se não tivesse a língua de sinais?
> Pai – É a forma de comunicação que acharam para o surdo, e para os pais se comunicarem com eles.
> André e Paula, pais de Camila, 4 anos.

> Sem a língua de sinais eu nunca poderia me comunicar com ela. E agora, desde que eu estou fazendo o curso de sinais, estou aprendendo a língua de sinais, e ela também está aprendendo. Mudou um monte a comunicação da gente.
>
> Maria, mãe de Marina, 2 anos.

Na verdade, os pais precisam ter a chance de desempenhar a sua função, ou seja, participar da vida dos filhos, educando, brincando, conversando, olhando e amando o seu filho surdo, da mesma forma como quaisquer outros pais. Se os pais conseguirem estabelecer esse vínculo por meio de uma língua comum, as crianças surdas terão um ambiente favorável para o seu desenvolvimento geral.

A seguir apresentamos dois relatos de surdos, um filho de pais surdos e um filho de pais ouvintes com algumas das suas experiências nesses contextos.

---

[14] Os depoimentos dos pais estão identificados por nomes fictícios.

Na verdade, eu não me lembro exatamente como foi a minha aquisição da linguagem. Eu nasci em uma família de surdos, meus pais, meus tios, minha irmã, meus primos, enfim, todos são surdos. Eu sou o mais jovem da família. Minha mãe me contou que por volta de 1 ano eu já estava sinalizando com todos. Eu adquiri a língua de sinais no dia a dia, interagindo com as pessoas com quem eu cresci. Sinalizo até hoje. Isso simplesmente aconteceu. Não sei explicar como. Eu sei que simplesmente aconteceu.

Rimar Romano
Ator e tradutor de Libras

Em minha família foram inventados gestos. Com 2 anos recebi meus aparelhos auditivos e tive desde então um cartão para as sessões com a fonoaudióloga que eram em espanhol. Na minha casa falavam português, usavam muitos gestos, muitas imagens e livros ilustrados. Minha mãe contava muitas histórias e comprou um enorme globo terrestre para eu olhar nossas viagens, pois, pelo trabalho do meu pai, sempre eram muitas viagens para muitos países. Nas escolas da Espanha e de Caxias do Sul, tive os primeiros contatos com sinais, mas era pouco, pois o ensino era oralista. Com 10 anos entrei na Escola Especial Concórdia de Porto Alegre que usava Comunicação Total. Achei fácil aprender os sinais e gostei muito de poder me comunicar livremente. Nunca mais quis sair da escola e passei a me envolver com a comunidade surda. Minha juventude foi muito feliz, participei de esportes, grupos de danças, festas de associações de surdos. Na entrada na Universidade, eu e uma outra colega surda fomos as primeiras alunas no Brasil que tiveram apoio da língua de sinais no vestibular. Minha luta continua pela língua de surdos para os surdos.

A. M.

Concluindo este capítulo, apresentamos a síntese das conclusões de Spencer e Harris, (2006, p. 95):

Os estudos (...) indicam que um melhor *input* na língua de sinais facilita a aquisição das crianças surdas quando se defrontam com duas condições que, também, afetam o desenvolvimento da linguagem em crianças ouvintes: (1) o equilíbrio do foco da atenção ou atividade da criança com o *input* linguístico da mãe e (2) a forma estável e clara das unidades linguísticas que ocorrem no *input*. Oferecendo um input linguístico que atende a essas duas condições requer acomodação da atenção e redirecionamento das estratégias que são específicas da modalidade. O uso dessas estratégias é frequentemente observado nas mães surdas e nas mães fluentes na língua de sinais.[15]

2

Descrição, aplicação e análise do Instrumento de Avaliação da Língua de Sinais

resultados de um estudo experimental

> **Objetivo:** Discutir a questão da avaliação da linguagem em crianças surdas, apresentando o Instrumento de Avaliação da Língua de Sinais (IALS) para surdos, que avalia aspectos da linguagem compreensiva e expressiva em crianças surdas a partir de 4 anos.

INTRODUÇÃO

O processo de aquisição da linguagem compreensiva e expressiva por crianças surdas e ouvintes necessita ser observado, pois pode ser normal ou esperado – ocorrendo em estágios e períodos que são esperados para a faixa etária – ou ser não esperado, quando a criança apresenta atraso e/ou alguma alteração específica na linguagem.

O processo de aquisição da linguagem esperado ou normal por crianças surdas foi constatado em pesquisas. Nessas pesquisas, o processo de aquisição da linguagem de crianças surdas filhas de pais surdos, que utilizavam uma determinada língua de sinais, foi comparado ao processo de aquisição de crianças ouvintes filhas de pais ouvintes, que utilizavam uma determinada língua oral. Os resultados demonstraram que o processo de aquisição da linguagem foi semelhante, pois a linguagem foi adquirida pelas crianças surdas e ouvintes, nos mesmos estágios e no mesmo período, devido à recepção do *input* linguístico em uma modalidade de língua à qual tinham acesso, possibilitando a aquisição de uma determinada língua de forma natural e esperada, conforme apresentado no Capítulo 1.

Assim, as crianças surdas filhas de pais surdos que utilizam a língua de sinais e têm acesso à língua desde o nascimento, geralmente, adquirem a linguagem normalmente. As crianças que são filhas de pais ouvintes frequentemente iniciam a aquisição da linguagem tardiamente.

A aquisição com atraso pode ocorrer por diferentes motivos: não haver a detecção precoce da perda auditiva; a maioria das crianças ser filha de pais ouvintes que desconhecem a língua de sinais; desconhecimento dos pais sobre a importância de o filho surdo adquirir a linguagem na língua de sinais; não existir local de atendimento com profissionais surdos nativos e/ou ouvintes fluentes na língua de sinais para estimular a criança surda por meio da língua de sinais e ensinar aos pais a língua materna do filho.

Dessa forma, é fundamental que o processo de aquisição da linguagem de crianças surdas seja observado e avaliado. Sendo constatado atraso ou alteração no processo de aquisição, faz-se necessário investigar a(s) causa(s) para estabelecer um adequado programa de intervenção com profissionais especialistas em linguagem, pais, familiares e/ou professores, oportunizando à criança surda adequar seu desenvolvimento linguístico em melhores condições possíveis de acesso à língua de sinais.

Assim sendo, realizar uma avaliação da linguagem é fundamental para identificar o que está adequado e o que necessita ser adquirido e, posteriormente, possibilitar uma adequada intervenção.

Há diferentes formas de avaliar a linguagem. O profissional pode optar por uma avaliação informal, formal ou utilizar ambas.

Na avaliação informal, o profissional pode observar o comportamento linguístico da criança durante jogos, brincadeiras e conversas com diferentes interlocutores: com ele próprio, com pais, com familiares e/ou outros surdos de diferentes faixas etárias em diferentes contextos linguísticos e em situações de interação natural.

Diferentemente da avaliação informal, na avaliação formal o profissional observa o comportamento linguístico através das respostas do participante adquiridas com a aplicação de instrumentos de avaliação padronizados.

Na avaliação formal, a aplicação de instrumentos de avaliação padronizados oferece vantagens interessantes, pois possibilita ao profissional identificar o nível de desenvolvimento linguístico conforme o período de exposição linguística e/ou a faixa etária, analisar aspectos específicos da linguagem (uso da fonologia, do vocabulário e da sintaxe), comparar dados sobre o processo de aquisição da linguagem do participante em diferentes períodos do seu desenvolvimento linguístico, verificando se houve evolução ou não no processo de aquisição.

Além disso, a partir dos resultados da aplicação de um instrumento de avaliação, o profissional, após um determinado período, poderá reavaliar o desempenho no mesmo contexto avaliado anteriormente, comparando o desempenho do participante antes e depois da intervenção ou da estimulação linguística.

Há basicamente dois tipos de avaliação formal: avaliação somática e avaliação formativa. A primeira quantifica o seu conhecimento, enquanto a segunda descreve o crescimento e as necessidades da criança.

As avaliações somáticas são as mais utilizadas para análises pontuais do desenvolvimento das crianças. São avaliações mais objetivas e, normalmente, envolvem testes de múltipla escolha. Esse tipo apresenta a vantagem da simplicidade na sua aplicação, possibilitando identificar aspectos específicos do desenvolvimento da linguagem, embora não descreva o processo. É muito utilizado para identificar as necessidades linguísticas das crianças a serem estimuladas e para elaborar as estratégias de intervenção a serem desenvolvidas em cada etapa do processo terapêutico e/ou educacional, bem como indicar o estágio em que a criança se encontra em um determinado momento de seu processo de aquisição da linguagem. No caso específico das crianças surdas, a importância desse tipo de avaliação se dá por indicar o nível de compreensão e de produção de aspectos linguísticos que evidenciam o processo de aquisição da linguagem e proporcionam bases para o processo de aquisição de leitura e escrita em uma segunda língua (Hoffmeister, 1998a).

Na avaliação tipo somática é possível pontuar alguns aspectos do desenvolvimento linguístico da linguagem do participante e, também, identificar alguns padrões que podem estar relacionados com a faixa etária na qual este se encontra. Assim, a partir dos dados da avaliação, é possível realizar uma intervenção no processo que pode ser imediata e ao longo do desenvolvimento. Segundo Popham (1999), esse tipo de avaliação é fundamental para os professores por uma série de razões: (1) diagnosticar os pontos fortes e fracos de seus alunos; (2) monitorar o desenvolvimento das crianças; (3) assinalar graus e (4) determinar a eficiência do ensino. Da mesma forma, esse tipo de avaliação oferece as mesmas vantagens para o especialista da linguagem.

As avaliações informais e formais, por se realizarem em contextos diferentes, complementam-se, possibilitando ao profissional obter mais informações sobre o processo de aquisição de linguagem e o nível de desenvolvimento linguístico do participante.

Assim sendo, um tipo de avaliação não exclui o outro. Ambas são importantes atendendo a diferentes objetivos. Para a elaboração do Instrumento de Avaliação da Língua de Sinais (IALS), proposto por Quadros e Cruz, foram consideradas as seguintes opções (Popham, 1999):

a) adotar uma avaliação baseada em critérios ou em regras;
b) adotar uma avaliação que enfatiza respostas construídas ou respostas selecionadas;
c) adotar uma avaliação de múltipla escolha, de respostas curtas ou de performance.

No IALS a avaliação do tipo somática é utilizada na avaliação da linguagem compreensiva, e a do tipo formativa, utilizada na avaliação da linguagem expressiva.

A compreensão é avaliada de forma objetiva, pois o participante realiza as tarefas selecionando uma resposta entre as que lhe são apresentadas, e a expressão é avaliada a partir da descrição e da análise de uma narração produzida pelo participante em língua de sinais.

A ELABORAÇÃO DO INSTRUMENTO

O Instrumento de Avaliação da Língua de Sinais (IALS) foi elaborado para avaliar o desenvolvimento da linguagem em crianças surdas utentes da língua de sinais[1], visando verificar o nível de desenvolvimento linguístico, acompanhar o processo de aquisição da linguagem e estabelecer medidas de intervenção ou estimulação linguística, se necessário.

A elaboração do IALS passou por um processo de verificação, que iniciou em 2002 e foi finalizado em 2007, totalizando 120 avaliações com surdos (crianças, adolescentes e adultos) com aquisição precoce e tardia da linguagem no estudo experimental, sendo que, destes, 19 foram excluídos por não terem completado os testes. Portanto, analisamos os testes realizados por 101 participantes.

Inicialmente, selecionamos uma pequena amostra de participantes que estudavam em uma escola para surdos na cidade de Porto Alegre e que não sugeriam alterações visuais, neurológicas e/ou cognitivas. Os 13 participantes selecionados para participar de duas etapas da aplicação

---

[1] Sugere-se que os(as) fonoaudiólogos(as) que realizam a terapia fonoaudiológica com surdos em uma abordagem oralista selecionem instrumentos de avaliação que possibilitem analisar aspectos da comunicação relacionados à voz, à articulação, à linguagem oral, à discriminação auditiva, etc. A proposta apresentada aqui entende que a linguagem da criança surda está sendo constituída a partir da língua de sinais, pois a consideramos como a sua primeira língua.

piloto foram divididos em dois grupos: grupo de aquisição precoce e grupo de aquisição tardia da linguagem na língua de sinais.

O grupo de aquisição precoce foi formado por sete participantes, com início de aquisição entre 1 ano e 8 meses até por volta de 4 anos e que frequentaram a Estimulação Precoce, iniciando a aquisição da língua brasileira de sinais, como primeira língua. O grupo de aquisição tardia foi formado por seis participantes, com início de aquisição entre 4 anos e 5 meses até 8 anos, que sugeriam ter bom desenvolvimento linguístico na língua de sinais, conforme observação de profissionais fluentes na língua brasileira de sinais (professores e/ou fonoaudiólogos fluentes na língua de sinais)[2].

A primeira etapa da aplicação (piloto) visou analisar se o instrumento era inteligível para todos os participantes selecionados, bem como as instruções da examinadora. Assim, a avaliação da linguagem compreensiva e expressiva (piloto) foi aplicada duas vezes, com intervalo de uma semana entre a primeira e a segunda aplicações.

Após as duas aplicações, foi observado que o desempenho de cada participante nas tarefas da avaliação da linguagem compreensiva e expressiva foi idêntico ou muito semelhante, sugerindo que a forma de apresentação do instrumento estava adequada.

A segunda etapa da aplicação (piloto) visou analisar as respostas da amostra dos sete participantes com aquisição precoce da linguagem.

Considerando as respostas dos sete participantes com aquisição precoce, foi observada a tendência destes melhorarem seu desempenho nas avaliações da linguagem compreensiva e expressiva, conforme o período em que estavam expostos à língua de sinais, demonstrando uma evolução esperada no processo de aquisição da linguagem.

Na avaliação da linguagem compreensiva o aumento no período de exposição linguística dos participantes influenciou no desempenho, pois foi constatado o aumento na quantidade de respostas corretas. Na avaliação da linguagem expressiva, o aumento no período de exposição linguística dos participantes influenciou na qualidade da produção, pois foi constatado melhor desempenho em relação ao nível de vocabulário, ao

---

[2] Quando iniciamos a pesquisa, em 2002, era comum o ingresso de crianças com mais de 5 anos sem ter iniciado o processo de aquisição da linguagem da língua de sinais no setor de Estimulação Precoce nesta escola para surdos, com mais de 5 anos, sem terem iniciado o processo de aquisição da linguagem na língua de sinais. Desde em torno de 2008, nesta mesma escola, o ingresso de crianças surdas com mais de 5 anos é menos comum. Observa-se um aumento gradual, mas significativo, nos cinco anos de pesquisa, na quantidade de crianças surdas que ingressam no setor de Estimulação Precoce e iniciam a aquisição da linguagem, na língua de sinais, antes ou por volta dos 2 anos.

uso de classificadores, à organização sintática, à sequência-lógica, à quantidade de fatos narrados e à inteligibilidade.

Além disso, a relação entre o desempenho e o período de exposição foi registrada para que os primeiros parâmetros esperados pudessem ser estabelecidos, pois os participantes que estavam sendo avaliados tinham a possibilidade de estar com o processo de aquisição normal ou muito próximo ao normal.

Após o piloto, foi iniciada a aplicação para verificação do instrumento (IALS), visando analisar sua eficiência na avaliação da linguagem de participantes surdos que iniciaram a aquisição em diferentes épocas e estavam expostos à língua de sinais por diferentes períodos. Assim, o IALS foi aplicado em participantes com aquisição precoce e tardia, de diferentes faixas etárias e períodos de exposição linguística.

Diferentemente da maioria dos instrumentos de avaliação da linguagem que, geralmente, selecionam participantes que não sugerem alterações ou atraso, para que seja identificado o que pode ser esperado ou o que é normal em cada faixa etária do processo de aquisição, na verificação dessa proposta, foram selecionados participantes com início de aquisição da linguagem precoce e tardio, por três motivos:

1º A quantidade de participantes com aquisição tardia era muito superior à quantidade de participantes com aquisição precoce

Considerando a realidade brasileira, a maioria das crianças é filha de pais ouvintes e inicia tardiamente a aquisição da linguagem na língua brasileira de sinais devido ao diagnóstico tardio da surdez.

Assim, crianças surdas filhas de pais ouvintes, no Brasil, tendem a iniciar o processo de aquisição da linguagem após a maioria das crianças. Além disso, nem sempre o início da aquisição ocorre na língua de sinais, pois há diferentes indicações em relação à intervenção terapêutica, ou seja, há abordagens que podem indicar, exclusivamente, a aprendizagem da fala e o uso de aparelhos auditivos ou implantes cocleares, enquanto em outras há a indicação de aquisição de língua de sinais como primeira língua ou de língua de sinais e oral simultaneamente.

Dessa forma, atualmente, há uma diferença significativa entre a quantidade de participantes que inicia a aquisição da linguagem precoce e tardiamente. Se apenas os participantes com aquisição precoce fossem considerados nessa pesquisa, a amostra seria muito restrita, comprometendo as análises e as conclusões sobre o instrumento.

2º A comparação do desempenho dos participantes com aquisição precoce e tardia poderia fornecer informações importantes sobre os informantes com aquisição normal e alterada que realizariam este instrumento

A comparação do desempenho dos participantes com aquisição precoce e tardia, neste instrumento, poderia contribuir para a análise da eficiência do próprio instrumento e para análises sobre semelhanças e diferenças no processo de aquisição de participantes com início de aquisição da linguagem em diferentes épocas e com diferentes períodos de exposição.

3º Interesse em investigar sobre período crítico e contribuir para futuras ações para intervenções linguísticas

Havia interesse em comparar os desempenhos dos participantes, conforme o período de exposição linguística. Diferentemente dos ouvintes que são expostos a uma língua e iniciam a aquisição da linguagem desde o nascimento, os surdos iniciam a aquisição da linguagem, na língua de sinais, em diferentes períodos de suas vidas.

As investigações sobre a aquisição da linguagem em participantes com aquisição tardia podem ser interessantes e, certamente, são necessárias, por contribuírem com os estudos sobre período crítico e para a criação de ações que previnam a instalação do atraso na aquisição da linguagem, possibilitando aos bebês surdos e aos seus pais o acesso precoce à língua de sinais e a um programa de estimulação aos participantes surdos com atraso na linguagem, para adequar ou melhorar o nível de desenvolvimento linguístico.

Em relação à verificação do instrumento, nos anos de 2002 a 2007, foi observada a necessidade de realizar alguns ajustes na avaliação da linguagem compreensiva, como a exclusão de uma das tarefas,[3] pois foi constatado que o nível de complexidade era muito semelhante à tarefa seguinte.

Além disso, quando foi iniciada a reaplicação do instrumento com participantes que apresentavam início tardio na aquisição da linguagem, foram incluídas tarefas de demonstração, pois foi observado que muitos participantes com aquisição tardia não compreendiam as instruções da examinadora. Eles necessitavam de explicações adicionais e demonstrações de como a tarefa deveria ser realizada.

Dessa forma, a inclusão das tarefas de demonstração, na avaliação da linguagem compreensiva, contribuiu para que as crianças com atraso na compreensão conhecessem o material utilizado, compreendessem as

---

[3] A tarefa que foi excluída era apresentada entre a Fase II e a Fase III.

instruções da examinadora, possibilitando a avaliação do desempenho nas tarefas propostas no instrumento.

Visando situar o leitor sobre o instrumento, a seguir será apresentada uma síntese de como foi realizada a elaboração e a aplicação dele e como as análises foram realizadas. Uma breve fundamentação teórica relacionada aos aspectos que são avaliados é disponibilizada visando esclarecer como direcionamos nossas análises, mas também para contribuir na análise das avaliações que serão realizadas pelo profissional que aplicará este instrumento.

Todo o processo de aplicação é posteriormente descrito, no "Passo a passo".

AVALIAÇÃO DA LINGUAGEM COMPREENSIVA

Descrição da avaliação da linguagem compreensiva

Na avaliação da linguagem compreensiva o processamento das informaçõs sinalizadas é analisado[4]. Nessa avaliação, o participante demonstra seus conhecimentos linguísticos nas diferentes tarefas propostas, por meio da seleção e da organização de figuras que correspondem às sentenças e às histórias sinalizadas por um professor surdo, gravadas em DVD.

O conteúdo das sentenças está relacionado com fatos do dia a dia de crianças e adultos. Em relação às histórias, uma narra um fato do cotidiano e a outra é fictícia. Em ambas, os temas possivelmente interessam mais ao público infantil.

Material

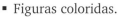

Nesta avaliação é utilizado o seguinte material:

- Figuras coloridas.

Este instrumento possui 64 figuras, que estão disponíveis no DVD.

As figuras possuem marcações que informam em qual fase do instrumento são utilizadas (Fases I, II, III A e III B), a qual tarefa pertencem (Tarefas 1, 2, 3, 4 e 5) e as opções de resposta (a, b, c, d, e, f, g, h). Essa mar-

---

[4] No IALS, a linguagem compreensiva é avaliada separadamente da linguagem expressiva. O participante responde às tarefas propostas selecionando figuras, não sendo necessário utilizar a língua de sinais, possibilitando que os participantes surdos com alterações na linguagem expressiva demonstrem o que realmente compreendem.

cação é a mesma utilizada na ficha de respostas da avaliação da linguagem compreensiva. Além das fichas, o instrumento é composto de um DVD com as sentenças e as histórias sinalizadas por um professor surdo e de uma ficha de respostas da avaliação da linguagem compreensiva.

Conteúdo das tarefas da avaliação da linguagem compreensiva

A avaliação da linguagem compreensiva é composta por tarefas que estão distribuídas em três fases, com níveis crescentes de complexidade sintática discursiva. Na língua de sinais, a complexidade sintática é avaliada observando-se os tipos de estruturas envolvidas. Estruturas simples, participante-verbo-objeto; estruturas mais complexas, envolvendo mais referentes e sentenças subordinadas, são apresentadas nas três fases do teste. Em termos discursivos, especialmente na língua de sinais, há o uso de espaço de sinalização com função anafórica. Nas construções discursivas na língua de sinais, os referentes são estabelecidos em espaços de sinalização que podem variar entre espaço real, espaço subrogado e espaço *token* (Liddell, 2000).

1) Espaço real: espaço mental real é a concepção do que é fisicamente real no ambiente em que ocorre a enunciação. São "reais" no sentido de referir às pessoas que estão fisicamente presentes no local e no tempo da conversação.

2) Espaço *token*: espaço em que se quer indicar entidades ou coisas representadas sob a forma de um ponto fixo no espaço físico, são entidades "invisíveis". O espaço mental *token* se limita à representação da terceira pessoa.

3) Espaço subrogado: é a conceitualização de algo acontecido ou por acontecer. É representado visualmente por uma espécie de encenação.

Como o instrumento utiliza figuras que representam ações envolvendo pessoas, o sinalizante produz sentenças utilizando o espaço *token* ou o espaço subrogado, pois as figuras não estão presentes fisicamente quando o sinalizante as apresenta. Se a figura estivesse diante da criança, a referência poderia utilizar o espaço real. Isso é muito comum quando do se contam histórias com o livro aberto diante da criança. O contador de histórias aponta diretamente para os personagens e fala sobre eles. Nesse contexto, o contador intercala entre os tipos de espaço envolvidos na estrutura discursiva na língua de sinais. No caso específico do instrumento que estamos apresentando, as figuras não estão fisicamente presentes quando o sinalizante apresenta o trecho em língua de sinais que as identifica. Portanto, os espaços usados são de *token* ou subrogado.

Na Fase I, são apresentadas sentenças com estrutura sintática simples. As sentenças são compostas por participante-verbo-objeto. Os sinais são produzidos normalmente em espaço *token*. Uma tradução para o português seria de narrativa na terceira pessoa, por exemplo: "O menino lê o livro". Nessa fase avalia-se, principalmente, a compreensão do vocabulário e de sentenças com apenas um participante (sinalização com uma referência no espaço).

Na Fase II, há aumento na extensão das sentenças sinalizadas, aumento no vocabulário utilizado e estrutura sintática mais complexa. As sentenças são compostas por dois participantes (sinalização com duas referências no espaço). Nessa fase, já há uma variação maior no uso dos tipos de espaço, o sinalizante utiliza tanto o espaço *token* como o espaço subrogado, embora a ênfase ainda seja ao espaço *token*. Uma tradução para o português poderia ser a seguinte: "O menino deitado na cama acordou (no espaço subrogado, ou seja, o sinalizante se coloca na posição do menino "encenando" o acordar) e o papai abriu a porta olhando para o menino (também no espaço subrogado "encenando" o abrir a porta)". Nessa fase avalia-se, principalmente, se há maior conhecimento do vocabulário e se a sintaxe espacial está sendo adquirida pela criança.

Na Fase III, há aumento significativo no vocabulário utilizado, na extensão das sentenças e na complexidade sintática. Nessa fase são produzidas sentenças encaixadas, coordenadas e sentenças relativas. Há aumento na quantidade de ações e variação de participantes sentenciais e, consequentemente, de referências no espaço. São usados espaços *token* e espaços subrogados de forma sistemática. Em português, uma tradução que exemplificaria isso de forma equivalente na língua de sinais seria a seguinte: "O menino e a menina estão brincando no quarto quando a mãe chega e avisa que eles não devem fazer bagunça. No entanto, eles ignoram a recomendação da mãe e fazem a maior bagunça, atirando travesseiros um no outro. A mãe entra de surpresa no quarto e fica furiosa colocando-os de castigo".

Nessa fase avalia-se o processamento de informações linguísticas discursivas complexas, que são demonstradas por meio da seleção de figuras que pertencem a uma história sinalizada e através da organização das figuras selecionadas conforme foi apresentado no texto em sinais.

Etapas da avaliação da linguagem compreensiva

Essa avaliação possui duas etapas para as três fases: (1) aplicam-se as tarefas de demonstração e (2) aplicam-se as tarefas de avaliação. As tarefas de demonstração e de avaliação são idênticas no formato de apresentação, mas diferenciam-se em relação ao conteúdo sinalizado e à quantidade de tarefas.

Nas Fases I e II há três tarefas de demonstração e cinco tarefas de avaliação, e na Fase III há uma tarefa de demonstração e uma tarefa de avaliação.

Durante a aplicação das tarefas de demonstração, o participante, além de receber as instruções, se for necessário, poderá receber esclarecimentos e demonstrações de como realizá-las. O objetivo é garantir que o participante compreenda as instruções e conheça as tarefas que são realizadas nas três fases, para que, durante a aplicação das tarefas de avaliação, o participante as realize sem auxílio do(a) examinador(a).[5]

A aplicação das tarefas

Tarefas de demonstração para a avaliação da linguagem compreensiva

A avaliação inicia com a aplicação das tarefas de demonstração das Fases I, II e III A e III B.

Nas tarefas de demonstração das Fases I e II, primeiramente, o participante recebe as instruções para a realização da tarefa. Após, o participante assiste a uma sentença sinalizada pelo professor surdo apresentada em DVD, recebe três figuras e seleciona aquela que corresponde à sentença sinalizada assistida. São propostas três tarefas para a Fase I e três tarefas para a Fase II.

Na tarefa de demonstração da Fase III, o participante recebe as instruções para a realização e, após, assiste a uma história sinalizada pelo professor surdo apresentada em DVD, recebe oito figuras, seleciona aquelas que correspondem à história assistida e as organiza conforme a sequência da história narrada pelo professor surdo.

Durante a realização das tarefas de demonstração, o examinador pode explicar como a tarefa é realizada, inclusive reapresentar a história e auxiliar o participante a organizar as fichas em sequência lógica. Registra-se o desempenho do participante na ficha de respostas da avaliação da linguagem compreensiva.

Quando todas as tarefas de demonstração forem finalizadas, aplicam-se as tarefas de avaliação.

---

[5] A dificuldade da criança em compreender as solicitações do examinador é um aspecto importante a ser observado e deverá será considerado no parecer da avaliação.

Tarefas de avaliação da linguagem compreensiva

Nas tarefas de avaliação das Fases I e II, primeiramente, o participante recebe as instruções para a realização da tarefa e, então, assiste a uma sentença sinalizada pelo professor surdo apresentada em DVD, em seguida recebe três figuras e seleciona a que corresponde à sentença sinalizada. São propostas cinco tarefas para a Fase I e cinco tarefas para a Fase II, e estas são aplicadas como descrito anteriormente.

Na tarefa da Fase III, primeiramente, o participante recebe as instruções para a realização da tarefa; em seguida, assiste a uma história sinalizada pelo professor surdo apresentada em DVD; na sequência, ele recebe oito figuras, seleciona as que correspondem à história assistida e as organiza conforme a sequência da história narrada pelo professor surdo.[6]

O avaliador registra o desempenho do participante na ficha de respostas da avaliação da linguagem compreensiva.

Computação das respostas da avaliação da linguagem compreensiva

As respostas são registradas na ficha de respostas da avaliação da linguagem compreensiva e o desempenho é analisado conforme a quantidade de acertos que serão expressos em porcentagens.

Tarefas de demonstração

Em relação ao desempenho, nas *tarefas de demonstração* das Fases I e II, cada figura selecionada corretamente recebe um valor de 33,3%.

Assim, se o participante:

- acertar a seleção de figuras em três tarefas, atingirá o percentual de100% de acerto. O conceito "excelente" é atribuído.
- acertar a seleção de figuras em duas tarefas, atingirá o percentual de 66% de acerto. O conceito "bom" é atribuído.
- acertar a seleção de figuras em uma tarefa, atingirá o percentual de 33% de acerto. O conceito "insuficiente" é atribuído.

---

[6] Algumas crianças perguntam quantas fichas podiam ser excluídas ou quantas fichas deveriam ser selecionadas. Essa informação não foi dada. Quando situação semelhante ocorrer, o(a) examinador(a) deve dizer à criança que ela pode olhar com atenção cada figura e selecionar as figuras que pertencem à história assistida.

- não acertar a seleção de figuras atingirá o percentual de 0% de acerto. O conceito "insuficiente" é atribuído.

A computação da tarefa de demonstração da Fase III é realizada em duas etapas: verifica-se, primeiramente, se o participante seleciona as figuras corretamente – Fase III A; após, se ele organiza as figuras conforme a sequência de fatos apresentada na narração sinalizada – Fase III B.

Assim, considerando a primeira etapa (Fase III A), se o participante:
- selecionar as cinco figuras pertencentes à história e eliminar as três não pertencentes, atingirá o percentual de 100% de acerto. O conceito "excelente" é atribuído.
- selecionar corretamente alguma figura pertencente à história e eliminar alguma não pertencente, atingirá 50% de acerto (exemplo, seleciona as figuras do início da história ou seleciona as figuras do final). O conceito "bom" é atribuído.
- selecionar as oito figuras, atingirá 0% de acerto. O conceito "insuficiente" é atribuído.

Para a computação da segunda parte é necessário que o participante selecione as cinco figuras da história. Assim, considerando a segunda etapa (Fase III B), se o participante:
- organizar as cinco figuras da história, atingirá o percentual de 100%. O conceito "excelente" é atribuído.
- organizar parcialmente as cinco figuras da história, atingirá o percentual de 50%. O conceito "bom" é atribuído.
- organizar incorretamente as cinco figuras, atingirá o percentual de 0%. O conceito "insuficiente" é atribuído.

Tarefas de avaliação

Em relação ao desempenho, nas *tarefas de avaliação* das Fases I e II, cada figura selecionada corretamente recebe um valor de 20%.

Assim, se o participante:
- acertar a seleção de figuras em cinco tarefas, atingirá o percentual de 100% de acerto. O conceito "excelente" é atribuído.
- acertar a seleção de figuras em quatro tarefas, atingirá o percentual de 80% de acerto. O conceito "bom" é atribuído.
- acertar a seleção de figuras em três tarefas, atingirá o percentual de 60% de acerto. O conceito "insuficiente" é atribuído.

- acertar a seleção de figuras em duas tarefas, atingirá o percentual de 40% de acerto. O conceito "insuficiente" é atribuído.
- acertar a seleção de figuras em uma tarefa, atingirá o percentual de 20% de acerto. O conceito "insuficiente" é atribuído.
- não acertar a seleção de figuras em nenhuma tarefa, atingirá o percentual de 0% de acerto. O conceito "insuficiente" é atribuído.

A computação da tarefa de demonstração da Fase III é realizada em duas etapas: verifica-se, primeiramente, se o participante seleciona as figuras corretamente – Fase III A; após, ele organiza as figuras conforme a sequência de fatos apresentada na narração sinalizada – Fase III B.

Assim, considerando a primeira etapa (Fase III A), se o participante:
- selecionar as cinco figuras pertencentes à história e eliminar as três não pertencentes, atingirá o percentual de 100% de acerto. O conceito "excelente" é atribuído.
- selecionar corretamente alguma figura pertencente a história e eliminar alguma não pertencente, atingirá 50% de acerto (exemplo, seleciona as figuras do início da história ou seleciona as figuras do final). O conceito "bom" é atribuído.
- selecionar as oito figuras, atingirá 0% de acerto. O conceito "insuficiente" é atribuído.

Para a computação da segunda parte é necessário que o participante selecione as cinco figuras da história. Assim, considerando a segunda etapa (Fase III B), se o participante:
- organizar as cinco figuras da história, atingirá o percentual de 100%. O conceito "excelente" é atribuído.
- organizar parcialmente as cinco figuras da história, atingirá o percentual de 50%. O conceito "bom" é atribuído.
- organizar incorretamente as cinco figuras, atingirá o percentual de 0%. O conceito "insuficiente" é atribuído.

INSTRUMENTO DE AVALIAÇÃO DA LÍNGUA DE SINAIS (IALS)

Ficha de respostas da avaliação da linguagem compreensiva

Nome: _____ Data de nascimento: __/__/__

Idade:_____ Série: _____

Examinador(a): _____ Data: __/__/__

Tarefas de demonstração		
Fase I	**Fase II**	**Fase III** Tarefa 1
Tarefa 1 (a) (b) (c) Tarefa 2 (a) (b) (c) Tarefa 3 (a) (b) (c)	Tarefa 1 (a) (b) (c) Tarefa 2 (a) (b) (c) Tarefa 3 (a) (b) (c)	**A - Seleção:** ( ) Excelente ( ) Bom ( ) Insuficiente
Acertos: _____% ( ) Excelente ( ) Bom ( ) Insuficiente	Acertos: _____% ( ) Excelente ( ) Bom ( ) Insuficiente	**B - Ordem:** ( ) Excelente ( ) Bom ( ) Insuficiente
Tarefas de avaliação		
Fase I Tarefa 1 (a) (b) (c) Tarefa 2 (a) (b) (c) Tarefa 3 (a) (b) (c) Tarefa 4 (a) (b) (c) Tarefa 5 (a) (b) (c)	**Fase II** Tarefa 1 (a) (b) (c) Tarefa 2 (a) (b) (c) Tarefa 3 (a) (b) (c) Tarefa 4 (a) (b) (c) Tarefa 5 (a) (b) (c)	**Fase III** Tarefa 1 **A - Seleção:** ( ) Excelente ( ) Bom ( ) Insuficiente **B - Ordem:**
Acertos: _____% ( ) Excelente ( ) Bom ( ) Insuficiente	Acertos: _____% ( ) Excelente ( ) Bom ( ) Insuficiente	( ) Excelente ( ) Bom ( ) Insuficiente

Observações: _____

_____

_____

_____

_____

Interpretação dos resultados: _____

_____

_____

_____

_____

Em relação ao registro da avaliação, na tabela apresentada, as respostas do participante avaliado são assinaladas com um X e com as porcentagens de acerto correspondentes.

No espaço "Observações", registram-se informações sobre a participação do participante durante a avaliação, comentando sobre a atenção, o interesse ou as dificuldades apresentadas, bem como os comentários realizados ou se o avaliado demonstrou compreender as instruções do(a) examinador(a) com ou sem demonstração e/ou algo relevante sobre a compreensão.

No espaço "Interpretação dos resultados" pode-se citar o nível de compreensão que o participante apresentou na avaliação (sentenças simples com um ou dois participantes), se o desempenho sugere estar adequado à faixa etária e se é indicado, ao participante, estimulação na área da linguagem.

Análise das respostas dos participantes com aquisição precoce que participaram do processo de verificação da avaliação da linguagem compreensiva

Durante o processo de verificação da avaliação da linguagem compreensiva, 19 participantes com aquisição precoce foram selecionados.[7] Foi analisado o desempenho de 17 participantes com aquisição precoce da linguagem (início da aquisição de 1 ano e 8 meses até por volta de 4 anos), com idade entre 4 e 13 anos, sem suspeita de alterações no desenvolvimento geral e com bom desempenho escolar. Os outros dois participantes sugeriam alterações neurológicas e, além disso, apresentavam desempenho escolar muito abaixo da maioria das crianças de sua faixa etária; foram, por isso, excluídos da análise. O objetivo desta

---

[7] O número de crianças com aquisição precoce deveria ser muito maior para validar efetivamente os dados de referência apresentados neste instrumento de avaliação. No entanto, dada a dificuldade de encontrar crianças surdas, filhas de pais surdos, ou crianças surdas, filhas de pais ouvintes que adquirem a língua de sinais desde o início da aquisição da linguagem, optamos em dar continuidade à pesquisa e considerar um padrão de referência a partir dos dados que tivemos condições de avaliar. Nossa decisão está pautada, portanto, em questões de ordem empírica. Os dados parecem indicar uma referência e estamos tomando-a como base para avaliar a linguagem em outras crianças, adolescentes e adultos surdos. Na medida em que outros avaliadores identificarem crianças com aquisição precoce e aplicarem o instrumento (disponibilizados no DVD), poderemos corroborar estes dados e atualizá-los, caso seja necessário.

etapa de aplicação e análise dos dados foi identificar um padrão de resposta que pudesse servir de referência para um programa de intervenção. Os 17 participantes foram divididos em três grupos:

Grupo A – Cinco participantes com período de exposição de 84 a 132 meses,[8] com idade entre 4 anos e 7 anos e 6 meses.

Grupo B – Sete participantes com período de exposição de 52 a 82 meses, com idade entre 5 anos e 11 meses até até 8 anos e 8 meses.

Grupo C – Cinco participantes com período de exposição de 7 anos a 11 anos, com idade entre 8 e 13 anos.[9]

A porcentagem de acerto nas tarefas de avaliação pelos participantes do grupo A em cada fase da avaliação e a média de acerto por fase foi a seguinte:

Participante/ idade	Fase I	Fase II	Fase III A	Fase III B
1/ 4:0*	100	80	0 (não seleciona)	0 (não organiza)
2/ 5:1	100	80	0 (não seleciona)	0 (não organiza)
3/ 6:0	80	80	100	50 (organiza parcialmente)
4/ 6:1	100	80	100	50 (organiza parcialmente)
5/ 7:8	100	100	100	50 (organiza parcialmente)
Média de acerto	96	84	60	30

* Anos: Meses

Considerando a média de acerto das tarefas desse grupo nas fases, é possível observar que a porcentagem de acerto decresce partir da Fase I, indicando diferença na complexidade das fases.

O aumento gradual na complexidade de cada fase ocorreu respectivamente nas Fases I, II, III A e III B.

---

[8] Um dos participantes na época da avaliação estava com 4 anos e estava exposto continuamente à língua de sinais fazia cerca de nove meses. No entanto, aos 2 anos foi exposto à língua de sinais por cerca de seis meses.

[9] Um dos participantes é filho de surdos. Na época da avaliação tinha 8 anos. Iniciou a exposição à língua de sinais desde o nascimento.

A porcentagem de acerto nas tarefas de avaliação dos participantes do grupo B em cada fase da avaliação e a média de acerto por fase foi a seguinte:

Participante	Fase I	Fase II	Fase III A	Fase III B
1/5:11*	80	100	100	50 (organiza parcialmente)
2/ 7:0	100	100	100	50 (organiza parcialmente)
3/ 7:7	100	100	50 (seleciona parcialmente)	0
4/ 7:11	100	100	100	100
5/ 8:6	100	100	100	100
6/ 8:8	100	100	100	100
7/ 8:6	100	100	100	100
Média de acerto	97,14286	100	92,85714	71,42857

* Anos: Meses

Considerando a média de acerto desse grupo, é possível observar que a porcentagem de acerto das Fases I, II e III A é semelhante e decresce na Fase III B, ainda indicando diferença na complexidade das fases. Nesse grupo, a maioria das crianças acertou 100% das tarefas em todas as fases.

A porcentagem de acerto nas tarefas de avaliação dos sete participantes do grupo C (idade entre 8 e 13 anos), em cada fase da avaliação, foi de 100%.

Considerando os resultados apresentados, é possível perceber que participantes com aquisição precoce (até por volta de 4 anos) aumentam seu desempenho conforme o aumento no período de exposição. O desempenho dos participantes do grupo C (maior período de exposição linguística) foi superior ao do grupo B (período de exposição médio) que, por sua vez, foi superior ao dos participantes do grupo A (menor período de exposição linguística). No entanto, foi constatado que vários participantes do grupo B já conseguem desempenho análogo ao dos participantes do grupo C, ou seja, há 100% de acerto nas três fases.

Analisando especificamente cada fase, nas Fases I e II, observa-se semelhança entre os resultados nos três grupos (80 a 100% de acerto), sugerindo pouca diferença no nível de complexidade. No entanto, as autoras optaram por manter as duas fases separadamente, pois durante a verificação da aplicação do instrumento em crianças, adolescentes e adultos com aquisição tardia (após os 4 anos), alguns participantes apresentaram desempenho na Fase I superior ao da Fase II.

Assim, as Fases I e II podem fornecer informações importantes sobre a compreensão de sentenças de participantes com significativas alterações ou atrasos no processo de aquisição da linguagem.

A maioria dos participantes, na Fase III A, selecionou as figuras adequadamente (100% de acerto), houve apenas um participante que selecionou parcialmente as figuras. No entanto, nos participantes com aquisição tardia, ocorreu frequentemente a seleção parcial das figuras correspondentes à história sinalizada assistida.

Analisando essa amostra de participantes com aquisição precoce, concluímos que participantes com aquisição precoce, até aproximadamente os 4 anos, apresentam desempenho diferenciado conforme o período de exposição linguística. Os dados dessa amostra de participantes indicaram os seguintes aspectos:

1º. A maioria dos participantes com período de exposição entre 9 e 47 meses (idade entre 4 e 7 anos e 8 meses):
- acertou cerca de 80 a 100% das Fases I e II;
- nem sempre selecionou as figuras da Fase III A, teve desempenho "insuficiente";
- organizou parcialmente as figuras na Fase III B (quando há a seleção correta das figuras), teve desempenho "insuficiente", exceto quando na fase anterior houve seleção correta das figuras, neste caso o desempenho foi "bom".

2º. A maioria dos participantes com período de exposição de 48 até os 83 meses (idade entre 5 anos e 11 meses até 8 anos e 8 meses):
- acertou 100% das Fases I e II;
- selecionou corretamente as figuras da Fase III A, teve desempenho "excelente";
- organizou as figuras na Fase III B ou pelo menos organizou parcialmente, teve desempenho "bom" ou "excelente".

3º. Os participantes com período de exposição de 7 a 132 meses (idade entre 8 e 13 anos):
- realizaram todas as fases corretamente, ou seja, houve 100% de acerto, tiveram desempenho "excelente".

De acordo com os resultados apresentados, observa-se que o período de exposição linguística influenciou o desempenho, pois os participantes já tiveram tempo suficiente para estabelecer a aquisição da linguagem. Assim, observou-se que, por volta dos 8 anos, as crianças com aquisição precoce (até cerca de 4 anos) atingiram 100% de acerto nas tarefas em todos os níveis da avaliação da linguagem compreensiva.

A aplicação em crianças com aquisição tardia reforça os dados aqui apresentados, pois muitos participantes apresentaram desempenho inferior ao dos participantes com aquisição precoce, indicando atraso e/ou alterações na linguagem. A comparação entre participantes com aquisição precoce e tardia é realizada em resultados de uma estudo experimental.

AVALIAÇÃO DA LINGUAGEM EXPRESSIVA

Descrição da avaliação da linguagem expressiva

Na avaliação da linguagem expressiva, o participante assiste duas vezes a um recorte de um desenho animado (*Tom & Jerry*), com duração de 1'10", e narra a história para alguém que não assistiu ao desenho. A exibição de um desenho animado neste instrumento visou tornar a avaliação atrativa e interessante, incentivando a participação da criança na tarefa.

As instruções sobre a tarefa são fornecidas ao participante antes da sua realização, sendo a produção da criança filmada. A filmagem é analisada pelo examinador por meio de um registro específico. Esta avaliação possui apenas uma etapa, pois é constituída de uma tarefa sem demonstração prévia. Assim, na avaliação da linguagem expressiva, o participante recebe as instruções necessárias e realiza a tarefa proposta.

O desenho animado que é exibido ao participante é um recorte de uma história de *Tom & Jerry*. Esse recorte foi selecionado por apresentar uma série de ações, vocabulário acessível às crianças e a possibilidade de o participante avaliado representar vários classificadores. A história apresenta 15 fatos.

Na análise do desempenho, a produção do participante é avaliada considerando a qualidade da narração dos fatos e a quantidade de fatos narrados pela criança tomando como referência os fatos listados.

O material utilizado nesta avaliação é o seguinte:
- DVD com a gravação do desenho animado;
- computador ou televisão e aparelho de DVD;
- filmadora;
- ficha de respostas da avaliação da linguagem expressiva.

Aplicação da tarefa de avaliação da linguagem expressiva

O participante que está sendo avaliado recebe as instruções sobre a tarefa que será realizada e após assiste duas vezes a um desenho animado de *Tom & Jerry*, com duração de 1'10". Ao término da segunda apresentação, narra a história para alguém que não estava na sala e que, portanto, não assistiu ao desenho. A narração é filmada pelo(a) examinador(a).

Recomenda-se que o desenho seja assistido no mínimo duas vezes, pois a história contém muitos detalhes, e o objetivo do teste não é avaliar a memória. Além disso, a pessoa convidada a assistir a narração deve ser um adulto, preferencialmente surdo, fluente em língua brasileira de sinais. É importante que a narração seja para alguém fluente em língua de sinais e que não tenha assistido ao desenho, para que a criança expresse de forma completa o seu entendimento. Pesquisas indicam que, se a criança sabe que o seu interlocutor compartilha a história a ser narrada, a tendência dela é omitir fatos considerados subentendidos (Quadros, 1995).

A avaliação prioriza a produção espontânea da linguagem expressiva portanto, o examinador e o adulto surdo convidado a assistir à narração não devem realizar perguntas antes, durante ou depois da narração nem fazer comentários que auxiliem o participante a narrar a história.

Computação e análise das respostas da avaliação da linguagem expressiva

A narração na língua de sinais de uma história do desenho previamente assistido pelo participante é analisada em relação à forma (produção das unidades mínimas que formam os sinais, uso do vocabulário, sintaxe e estrutura discursiva) e em relação ao conteúdo (informações relacionadas à história que o participante consegue relatar).

A avaliação da linguagem expressiva é descritiva; no entanto, o examinador considerará, principalmente, os seguintes aspectos linguísticos e discursivos em sua análise:

Nível Fonológico

Nesse nível analisamos como os sinais são produzidos, ou seja, as unidades mínimas ou os parâmetros que compõem o sinal, a saber:
- Configurações de Mão (CM)

Segundo Ferreira-Brito (1995), são as diversas formas que a(s) mão(s) toma(m) na realização do sinal. As configurações de mão for-

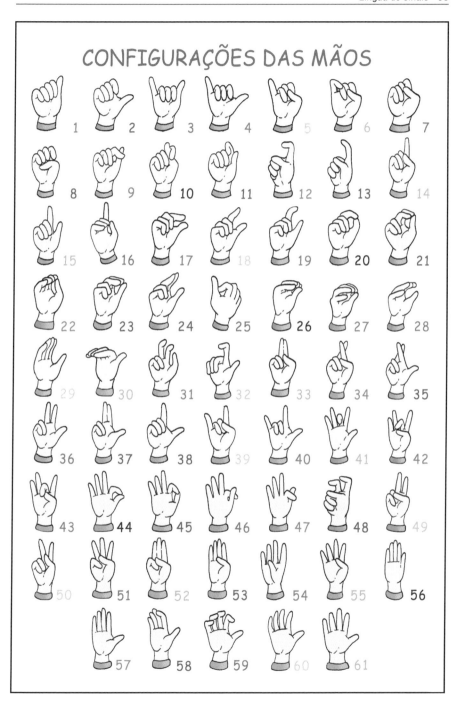

mam um conjunto em cada língua de sinais. Na língua brasileira de sinais, ainda não foi identificado quais configurações de mão compõem o conjunto de "fonemas" e "alofones", ou seja, o conjunto de configurações de mãos e suas possíveis variantes utilizadas no país. Por exemplo, o sinal de DIFERENTE pode ser produzido com a configuração 34 ou 35 (ver quadro anterior), mas não temos pesquisas que identifiquem um ou outro como o "fonema" ou o "alofone" do outro (Quadros e Karnopp, 2004).

- Movimento (M)

"É um parâmetro complexo que pode envolver uma vasta rede de formas e direções, desde os movimentos internos da mão, os movimentos do pulso, os movimentos direcionais no espaço até conjuntos de movimentos no mesmo sinal" (Klima e Bellugi, 1979, tradução de Ferreira-Brito, 1995). Ferreira-Brito observa que para ocorrer o movimento é necessário haver um objeto e um espaço, sendo que, nas línguas de sinais, a representação do objeto é (são) a(s) mão(s) do enunciador, enquanto o espaço em que o movimento se realiza (espaço de enunciação) é o entorno do corpo do enunciador. Os movimentos podem ser usados como morfemas, isto é, eles podem ser incorporados (afixados) a um sinal (raiz). Por exemplo, temos a flexão de aspecto que é marcada pelo movimento. Quadros e Karnopp (2004) apresentam alguns exemplos desse tipo de flexão, conforme segue:

GASTAR [duracional]
(movimento circular com uma e com outra mão consecutivamente)

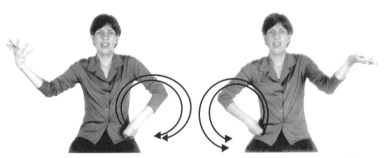

(Quadros e Karnopp, 2004, p. 124)

Nesse sinal, o movimento circular incorporado ao sinal GASTAR acrescenta o significado relativo ao aspecto duracional, ou seja, GASTAR--CONSTANTEMENTE. Esse mesmo movimento acrescentado a outros verbos acrescenta essa mesma informação.

Língua de sinais **65**

- Locação (L)

"É o espaço em frente ao corpo ou a uma região do próprio corpo em que os sinais são articulados" (Ferreira-Brito, 1995). A autora utiliza o termo *Ponto de Articulação* e o classifica em dois tipos, conforme o espaço onde os sinais são articulados: há sinais que se articulam no espaço neutro, diante do corpo, e os que se aproximam de uma determinada região do corpo – cabeça, cintura e ombros. A locação é um dos elementos que constituem os sinais. A locação de um determinado sinal pode apresentar certa variação, mas observa certas restrições. Por exemplo, o sinal de SABER é realizado na têmpora no mesmo lado da mão utilizada para produzi-lo. Em contextos menos formais, esse sinal pode ser produzido mais abaixo, na altura na bochecha ou da parte de baixo da face no mesmo lado da têmpora. Esse tipo de variação foi observada em outras línguas de sinais e está relacionada com sinais produzidos no rosto. É uma espécie de processo fonológico análogo ao observado na fala quando há troca de um som: /bolu/ ao invés de /bolo/.

- Orientação manual (Or)

"É a direção da palma da mão durante o sinal: voltada para cima, para baixo, para o corpo, para frente, para esquerda ou para a direita" (Ferreira-Brito, 1995). A autora refere que, durante a execução do movimento, a orientação da mão pode se modificar. Quadros e Karnopp (2004) consideram a orientação da mão uma unidade fonológica, pois há mudança no significado de sinais quando a orientação da mão muda. Talvez a orientação de mão também possa ser considerada um morfema, pois participa no processo flexional de alguns verbos. Por exemplo, o verbo AJUDAR, com a orientação da palma da mão virada para frente, significa EU-AJUDAR-VOCÊ, se for virada para o sinalizante, significa VOCÊ-AJUDAR-EU. O participante e o objeto mudam de acordo com a orientação da palma da mão. Isso é observado em vários verbos das línguas de sinais.

- Expressões não manuais (ENM)

As expressões não manuais referem-se aos movimentos da face, dos olhos, da cabeça ou do tronco. Na língua de sinais as funções relacionam-se às diferenciações entre itens lexicais e marcações sintáticas, como marcação de sentenças interrogativas, orações relativas, topicalizações, concordância e foco (Quadros e Karnopp, 2004, cap. 4).

Considerando a análise da produção dos sinais pelos participantes avaliados por meio do instrumento de Linguagem Expressiva, os sinais produzidos de forma diferente dos sinais produzidos pela comunidade surda adulta na qual o participante está inserido, nos parâmetros: CM, M, L, Or e/ENM ou são registrados, indicando-se qual o parâmetro alterado por meio de registro descritivo. Por exemplo, se o participante avaliado produziu o sinal de GATO com a CM 61 ao invés da CM 28 (padrão usado na comunidade surda), o avaliador registra a troca.

Nível semântico

Nesse nível, registra-se se o significado do vocabulário e das sentenças produzidas está de acordo com a narração assistida. Em relação a esse nível de análise, o foco está na coerência, ou seja, nas unidades de sentido produzidas pela criança e na sua relação com o texto motivador (o trecho do desenho animado ao qual ela assistiu).

Nível morfológico

Identificam-se e registram-se as classes dos sinais produzidos pela criança (substantivos, verbos, advérbios, conjunções). Além disso, é observada a utilização da flexão verbal. Há um conjunto de verbos na língua brasileira de sinais que incorporam a concordância de pessoa, a locação, o aspecto. Esses verbos se movem no espaço de sinalização e se movimentam de acordo com o participante e o objeto a eles relacionados. Além disso, o modo é expresso no verbo de acordo com o contexto. Por exemplo, o sinal de AJUDAR terá a orientação da mão voltada para o objeto quando estiver flexionado, conforme o exemplo já apresentado. Além disso, pode incorporar o aspecto a ele associado. No contexto em que alguém ajuda muitas vezes outra pessoa, o sinal AJUDAR estará com a palma da mão voltada para o objeto (ou seja, aquele que é ajudado), se movimentando de forma intermitente para frente e para trás. A flexão pode acontecer em quaisquer verbos sempre que for apropriado, inclusive nos classificadores que são analisados a seguir no nível sintático por representar predicados completos.

Nível sintático/discursivo

A estrutura das sentenças e a estrutura discursiva utilizadas são analisadas no nível sintático/discursivo. Registra-se se o participante utiliza a ordem de sinais licenciada na língua brasileira de sinais e se utiliza a sintaxe espacial (referências no espaço – movimentos de ombros, posicionamento do corpo, localização com o olhar ou marcação de pontos no espaço, os espaços real, *token* e subrogado). Alguns aspectos são observados em detalhes, são eles: os classificadores, a narração, a organização dos fatos e a quantidade dos fatos.

Classificadores (CLs)

Segundo Quadros e Karnopp (2004), os classificadores são, geralmente, usados para especificar o movimento e a posição de objetos ou para descrever o tamanho ou a forma de objetos. Os sinais que utilizam classificadores são considerados como léxico nativo, mas formam outro componente no léxico das línguas de sinais, pois essas formações podem violar restrições formacionais do núcleo lexical. Nestes, a configuração da mão, o movimento e a locação podem especificar atributos do predicado e as qualidades de um referente, ou seja, o classificador pode ser um predicado completo, contendo o verbo e o objeto em um único sinal. Na função verbal, esse classificador pode ter flexão. No registro da avaliação expressiva, é marcado o emprego ou não de classificadores.

Narração

Registra-se se a narração foi denominativa e/ou descritiva, ou seja, se o participante cita o que havia na história por meio de sinais isolados e/ou narra fatos ocorridos. É muito comum o uso da denominação sem a utilização da sintaxe. Este registro poderá ser feito no espaço "Interpretação dos resultados".

Organização dos fatos

Registra-se se a narração apresentou ou não a mesma ordem de fatos do desenho assistido, ou seja, se a sequência lógica da história motivadora foi mantida, mesmo havendo omissão de alguns fatos.

Quantidade de fatos

Registra-se o número de fatos narrados (quantidade aproximada), que poderá ser de 0 a 15, conforme lista elaborada pelas autoras fornecida no passo a passo.

A avaliação descritiva é registrada na ficha de respostas da avaliação da linguagem expressiva.

Registro da avaliação da linguagem expressiva

Inicialmente, a produção do participante é transcrita, pois o registro auxilia o examinador na análise dos resultados, considerando os seguintes pontos:

- analisar o nível de vocabulário e as construções sintáticas utilizadas;
- verificar o uso ou não de classificadores;
- quantificar fatos e verificar a ordem destes na narração;
- verificar se o tipo de narração é denominativa (refere o que tem no desenho, como: GATO, RATO, PÃO, ÁGUA, BOI) ou descritiva, como: O GATO CORREU SE ESCONDEU ATRÁS DA ÁRVORE).
- identificar se o participante utiliza adequadamente os participantes nas sentenças;
- observar as modificações em nível fonológico, etc.
- comparar as produções do mesmo participante, caso a avaliação seja repetida após um programa de estimulação da linguagem.

Uma tabela com os aspectos que devem ser observados é preenchida conforme o desempenho do participante avaliado. Na interpretação dos resultados, o examinador analisa se o participante, conforme sua faixa etária, narrou a história com adequada inteligibilidade, quais os aspectos adequados e quais necessitam ser melhorados e se é indicado, ao participante, estimulação na área da linguagem.

A ficha de respostas da avaliação da linguagem expressiva é apresentada na página seguinte:

Língua de sinais 69

INSTRUMENTO DE AVALIAÇÃO DA LÍNGUA DE SINAIS (IALS)

Ficha de respostas da avaliação da linguagem expressiva

Nome: _____ Data de nascimento: __/__/__

Idade:_____ Série: _____

Examinador(a): _____ Data: __/__/__

Transcrição da narração: _____

_____

_____

_____

_____

_____

_____

_____

Aspectos fonológicos (adequado/ inadequado)	Vocabulário (aspectos semânticos e morfológicos)	CLs (sim/não/ inconstante)	Referências no espaço (sim/não)	Sequência lógica (sim/não/ inconsistente)	Quantidade de fatos

Observações: _____

_____

_____

_____

_____

_____

Interpretação dos resultados: _____

_____

_____

_____

_____

_____

_____

Análise das respostas dos participantes com aquisição precoce que participaram do processo de verificação da avaliação da linguagem expressiva

Inicialmente, o processo de verificação da tarefa de linguagem expressiva analisou os dados de 12 participantes com aquisição precoce da linguagem (início da aquisição de 20 até cerca de 48 meses), com idades entre 4 e 8 anos e 6 meses, sem suspeita de alterações no desenvolvimento geral e com bom desempenho escolar. Os participantes avaliados foram os mesmos citados, anteriormente, na avaliação da linguagem compreensiva, divididos em dois grupos (A e B):

Grupo A – Cinco participantes com período de exposição entre 9 e 47 meses, com idades entre 4 e 7 anos e 8 meses.

Grupo B – Sete participantes com período de exposição entre 48 e 83 meses, com idades entre 5 anos e 11 meses até 8 anos e 6 meses.

Inicialmente esta avaliação visou verificar:

- se os critérios estabelecidos para análise descritiva da linguagem expressiva eram eficientes e suficientes para a avaliação;
- o desempenho na produção de crianças com exposição linguística à língua de sinais entre 9 e 82 meses.

Para a análise nesta seção, organizamos os resultados conforme a faixa etária dos participantes, pois a produção das crianças que pertenciam ao grupo com exposição entre os 9 e 47 meses foi diferenciada, considerando os critérios estabelecidos nesta avaliação. Assim, o desempenho dos 13 participantes avaliados foi o seguinte:

Idade	Vocabulário (adequado/ inadequado)	Classificador (sim/não)	Referência no espaço (sim/não)	Narração (denominativa/ descritiva)	Sequência lógica (sim/não)	Quantidade de fatos
4	Substantivos	Não	Não	Denominativa	Não	Nenhum
5	Substantivos, ações, adjetivos, advérbios de lugar	Sim	Sim	Descritiva / denominativa (predomina)	Não	2
6	Substantivos, ações, adjetivos, advérbios de lugar, advérbios de tempo.	Sim	Sim	Descritiva e denominativa	Em parte	2 a 3

Idade	Vocabulário (adequado/ inadequado)	Classificador (sim/não)	Referência no espaço (sim/não)	Narração (denominativa/ descritiva)	Sequência lógica (sim/não)	Quantidade de fatos
7	Substantivos, ações, advérbios de lugar, advérbios de tempo.	Sim	Sim	Descritiva	Sim	4 a 5
8	Substantivos, ações, adjetivos, advérbios de lugar, advérbios de tempo.	Sim	Sim	Descritiva	Sim	5 a 8

Observou-se aumento gradual no uso de elementos lexicais e sintáticos, assim como aumento na quantidade de fatos narrados e na sequência lógica adequada. A criança com 4 anos apenas denominou as coisas. Já a criança com 5 anos, apesar de ainda apenas continuar denominando coisas, já utilizou alguns classificadores e fez algumas referências espaciais, narrando dois fatos. A criança com 6 anos denominou e narrou fatos e já começou a usar uma sequência lógica, utilizando alguns classificadores e algumas referências espaciais, narrando entre dois e três fatos. A criança com 7 anos descreveu os fatos, utilizou classificadores e a referência espacial em uma sequência lógica, narrando entre quatro e cinco fatos. A criança de 8 anos descreveu os fatos da história em mais detalhes (entre cinco e oito fatos), utilizou classificadores e a referência espacial em uma sequência lógica. Observou-se, de fato, um desenvolvimento gradual em cada faixa etária na linguagem expressiva.

RESULTADOS DE UM ESTUDO EXPERIMENTAL[10]

Em um estudo experimental realizado entre 2002 e 2007, foi aplicado o Instrumento de Avaliação da Língua de Sinais (IALS), elaborado por Quadros e Cruz. Nesse estudo, 101 participantes foram avaliados. A participação dos informantes ocorreu em duas etapas, a saber:

1) Primeira etapa da pesquisa (piloto)

Informantes:
- Crianças surdas com faixa etária entre 4 e 10 anos, com início de aquisição da linguagem na língua de sinais até 3 anos e 6 meses.

---

[10] Parte da organização desses dados contou com a contribuição da Doutoranda Aline Lemos Pizzio, da Universidade Federal de Santa Catarina.

72 Ronice Müller de Quadros e Carina Rebello Cruz

Nesta etapa, aplicamos a primeira versão do IALS com as Fases I, II, III e IV, com níveis crescentes de complexidade linguística e sem tarefas de demonstração.

2) Segunda etapa da pesquisa (instrumento definitivo)

Informantes:
- Crianças e adolescentes surdos com aquisição precoce (até 4 anos e 6 meses).
- Crianças, adolescentes e adultos surdos com aquisição tardia (acima de 4 anos e 6 meses).

Nesta etapa, aplicamos a versão do instrumento com os ajustes, contendo as Fases I, II, III A e III B, com níveis crescentes de complexidade linguística e com tarefas de demonstração.

O instrumento foi aplicado em dois diferentes espaços: (1) uma escola especial para surdos na cidade de Porto Alegre/RS e (2) em um projeto para preparação para o trabalho dirigido a jovens e adultos surdos na cidade de Gravataí/RS.

Esses testes foram aplicados em 101 participantes (crianças, adolescentes e adultos surdos) com diferentes histórias de acesso à língua de sinais. Os dados foram tabulados nas fichas específicas relativas à compreensão (linguagem compreensiva) e à produção dos informantes (linguagem expressiva), que são analisadas e apresentadas no decorrer desta seção. Os resultados demonstram diferenças significativas no desempenho dos participantes com aquisição precoce e aquisição tardia.

Principais resultados obtidos até o presente

Os resultados obtidos até o presente indicam que o processo de aquisição em língua brasileira de sinais se aproxima dos resultados encontrados em línguas faladas evidenciando que os efeitos da modalidade das línguas são indiferentes para a Gramática Universal. Nesta seção, será apresentada uma síntese dos resultados das análises dos dados existentes até o presente momento da aquisição em língua brasileira de sinais no que se refere à ordenação na sentença e à morfologia verbal.

A presente pesquisa

O objetivo do presente estudo experimental foi avaliar o desenvolvimento de crianças/adolescentes surdos diante de diferentes idades de acesso à língua de sinais (*input*); analisar o desenvolvimento da linguagem nessas crianças, considerando os contextos de aquisição da língua de sinais e verificar se os resultados desta pesquisa sustentam a hipótese do "*input* empobrecido" e a hipótese do "período crítico/sensível".

Assim como nos estudos desenvolvidos por Singleton e Newport, o fato de crianças/adolescentes surdos estarem diante de *input* empobrecido/confuso/inadequado e adquirirem a língua de sinais tardiamente, não tendo acesso a nenhuma outra língua no período inicial de aquisição da linguagem, torna esse estudo muito interessante para análise do impacto do *input*, bem como do período crítico para o desenvolvimento da linguagem.

Os participantes da pesquisa foram divididos em dois grupos, aqueles que adquiriram a língua de sinais antes dos 4 anos e 6 meses e os que adquiriram a língua de sinais depois dos 4 anos e 7 meses, conforme sintetizado no quadro a seguir com a quantidade de participantes distribuídos em cada grupo. O terceiro grupo foi desconsiderado para a presente análise devido ao número restrito de participantes.

Idade do início da aquisição da linguagem		
Antes de 4:6 (precoce)*	Entre 4:7 e 9:0 (tardia)	Depois de 10:0 (tardia)
40 participantes	51 participantes	10 participantes

* Anos: meses.

A seguir, serão apresentados os quadros e a análise de acordo com cada variável analisada na avaliação da linguagem expressiva. Considerou-se importante analisar o tempo de exposição, pois este poderia ser um fator que determinasse a aquisição da linguagem. Os dados têm mostrado que, por alguma razão, alguns participantes, mesmo adquirindo a língua de sinais tardiamente, conseguem adquirir aspectos gramaticais específicos que outros não conseguem. Talvez haja outros fatores que determinem essa possibilidade, aspecto que poderia ser explorado em pesquisas futuras.

O primeiro aspecto analisado foi o tempo de exposição e a quantidade de vocabulário utilizada pelos participantes da pesquisa nos dois grupos de aquisição da linguagem. Os participantes que adquiriram a linguagem antes dos 4 anos e 6 meses apresentam um processo mais estável e consistente em relação ao desenvolvimento do vocabulário. No quadro, observa-se também um desenvolvimento do vocabulário nos participantes de aquisição tardia; no entanto, a qualidade do desenvolvimento é muito superior, nos participantes que adquirem a língua de sinais precocemente. O número de participantes com vocabulário pobre e vocabulário simples no grupo de aquisição tardia é significativamente maior do que no grupo de aquisição precoce, em que 83,3% dos participantes apresentam bom ou ótimo vocabulário, em contraste com apenas 28,5% dos participantes de aquisição tardia.

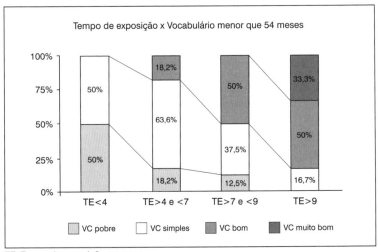

TE: Tempo de exposição em anos.

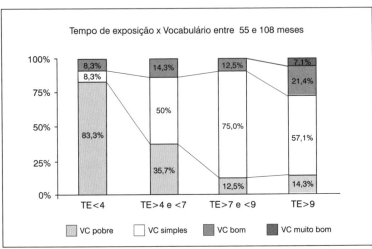

TE: Tempo de exposição em anos.

O aspecto seguinte da avaliação analisa o uso de classificadores na produção dos participantes avaliados. Observa-se, na síntese dos resultados apresentada nas tabelas, que todos os participantes de aquisição precoce atingem 100% da produção de classificadores prevista nos testes, em contraste com 50% dos participantes de aquisição tardia. Esses dados indicam que, de maneira geral, as crianças que têm acesso à língua de sinais precocemente conseguem estabelecer o uso de classificadores na língua de sinais de forma consistente. Por outro lado, nem sempre isso acontece com participantes que adquirem a língua de sinais tardiamente, mesmo sendo expostos à língua pelo mesmo período a que foram expostos os participantes de aquisição precoce.

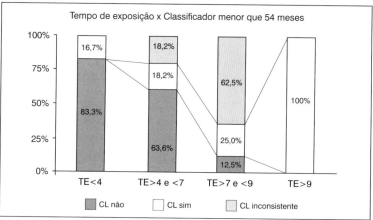

TE: Tempo de exposição em anos.

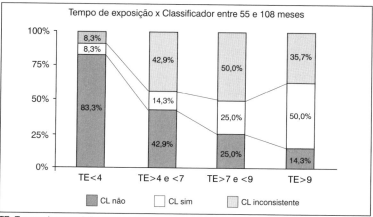

TE: Tempo de exposição em anos.

O aspecto gramatical analisado foi o estabelecimento dos referentes no discurso com a devida utilização do espaço de sinalização. O mesmo padrão de desenvolvimento se observa no decorrer, embora com algumas peculiaridades. O participante com aquisição precoce, e com menos de quatro anos de exposição à língua de sinais, apresenta dificuldades no estabelecimento de referentes no espaço. Em contraste, alguns participantes (16,7%) com este mesmo tempo de exposição, mas com aquisição tardia, já começam a usar algumas estratégias de estabelecimento referencial, embora de forma inconsistente. No entanto, os participantes de aquisição precoce atingem certa consistência no uso (16,7%). Inconsistência que permanece em 35,7% dos participantes com aquisição tardia com mesmo tempo de exposição. Além disso, enquanto todos os participantes com aquisição precoce após nove anos de exposição realizam o estabelecimento referencial, 35,7% dos participantes com aquisição tardia com mesmo período de exposição ainda não a utilizam.

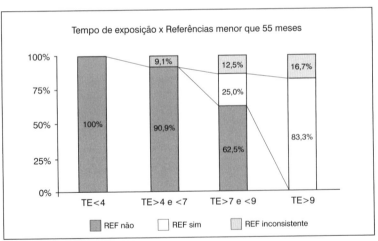

TE: Tempo de exposição em anos.

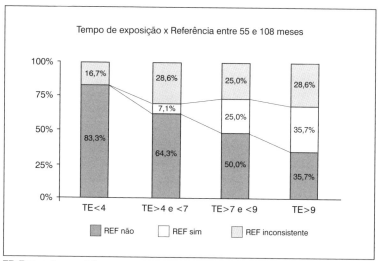

TE: Tempo de exposição em anos.

O outro aspecto analisado na linguagem expressiva foi a narração dos fatos na sequência lógica em que foram apresentados. Em relação a esse aspecto, observou-se que há uma aproximação maior no nível do desenvolvimento entre os dois grupos. Ambos atingem 100% depois de estar pelo menos mais de sete anos expostos à língua de sinais. A questão da organização dos fatos em uma sequência lógica não exige uma elaboração sintática, pois esse critério de avaliação considerou apenas a habilidade de contar os fatos na sequência em que foram apresentados, independentemente do tipo de estrutura gramatical usada. Observa-se que, apesar de alguns participantes não terem adquirido padrões gramaticais analisados, há uma capacidade de organização das informações que, provavelmente, seja sustentada por outros fatores cognitivos. Barbosa, Campos e Quadros (2008), observaram uma correlação desse resultado com testes envolvendo operações matemáticas. As crianças avaliadas nesse estudo conseguem obter bons escores em testes matemáticos que não dependem do conhecimento de uma determinada língua. O resultado encontrado em relação à organização dos fatos em uma sequência lógica pode estar relacionado com a possibilidade de estar sendo avaliado algo que não depende exclusivamente da linguagem, mas de algum desenvolvimento cognitivo de outra ordem.

O último aspecto avaliado foi a quantidade de fatos narrados por cada participante. Conforme citado anteriormente, a história apresentada aos informantes contém 15 fatos. A proporção de fatos narrados aumenta ao longo do processo da aquisição da linguagem. Observou-se que se mantém o mesmo padrão observado nos demais aspectos avaliados, diferentemente da questão envolvendo a sequência lógica; ou seja, o desenvolvimento dos participantes expostos à língua de sinais precocemente é superior ao daqueles expostos tardiamente.

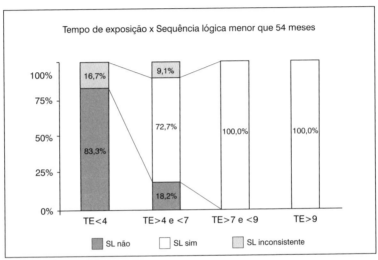

TE: Tempo de exposição em anos.

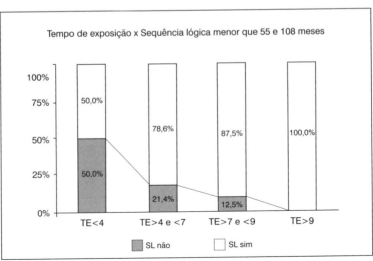

TE: Tempo de exposição em anos.

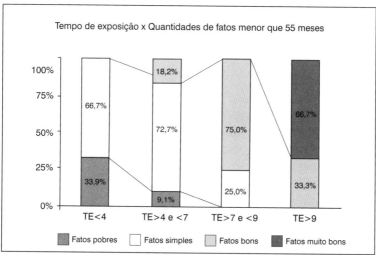

TE: Tempo de exposição em anos.

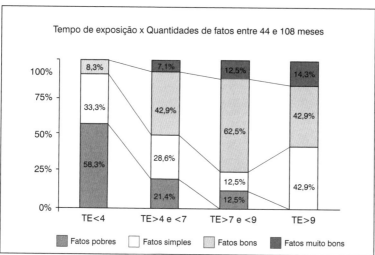

TE: Tempo de exposição em anos.

De modo geral, os aspectos avaliados em relação à linguagem expressiva indicam que os participantes avaliados com aquisição precoce, comparados com os participantes avaliados com aquisição tardia, apresentam um desenvolvimento mais elaborado no processo de aquisição da linguagem, considerando aspectos específicos da linguagem.

A seguir serão apresentados os quadros que sintetizam os dados da avaliação da linguagem compreensiva. Os dados nesta investigação foram organizados considerando-se cada fase do instrumento. O desempenho nas tarefas aparece em cada grupo, sendo que o grupo A refere-se aos participantes de aquisição precoce, e o grupo B, aos de aquisição tardia. Os grupos também foram separados em subgrupos de acordo com o tempo de exposição à língua de sinais. Então, se apresentam os contrastes na evolução entre os grupos A e B e entre os subgrupos expostos há menos de quatro anos, os com mais de quatro e menos de sete anos e aqueles com mais de sete anos e menos de nove anos de exposição à língua de sinais.

Os dados evidenciam que se mantém um contraste entre os participantes de aquisição precoce e de aquisição tardia. Embora seja observado um desempenho maior nas primeiras fases do teste em todos os participantes, independentemente do período de aquisição da linguagem, se observa diferença significativa entre um grupo e o outro.

Nos dois gráficos a seguir, observamos o contraste entre o grupo de aquisição precoce e o de aquisição tardia com até quatro anos de exposição à língua de sinais.

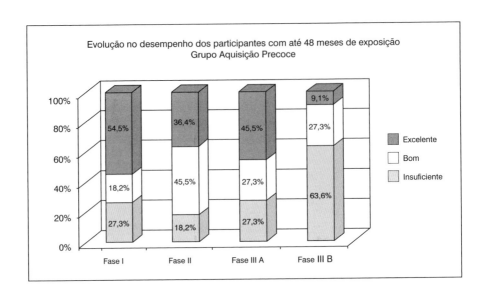

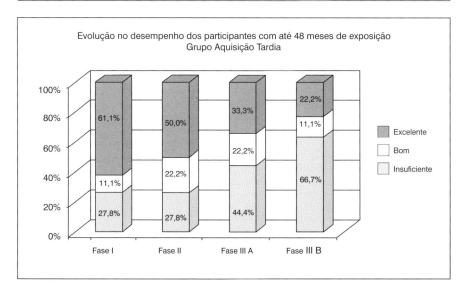

Observe-se que há, de fato, uma diferença em termos qualitativos à medida que o grau de dificuldade da avaliação aumenta. As crianças com aquisição precoce apresentam melhor desempenho nas fases finais da avaliação, fases que apresentam maior complexidade linguística. O mesmo contraste é observado em participantes com maior tempo de exposição à língua de sinais conforme repre sentado nos gráficos a seguir:

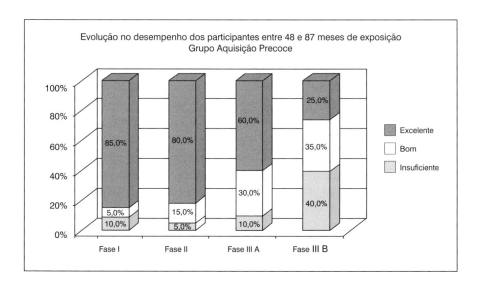

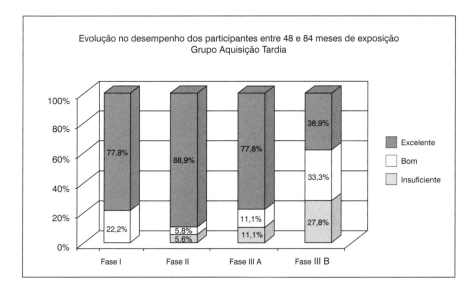

Quando a criança surda com aquisição precoce na língua de sinais está exposta à língua de sinais há mais de sete anos, constatamos que ela atinge praticamente 100% da avaliação, conforme ilustram os dois gráficos de crianças com aquisição precoce entre sete e nove anos de exposição e com mais de nove anos de exposição:

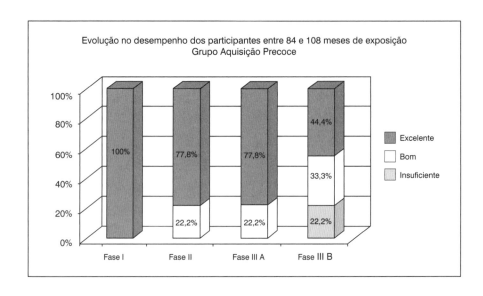

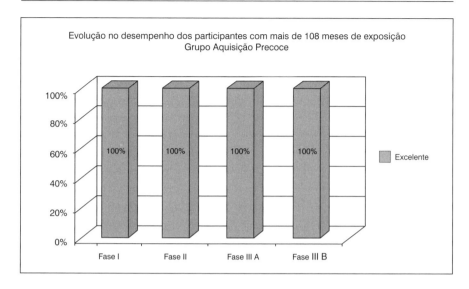

Isso não ocorre com os surdos de aquisição tardia, mantendo-se o padrão dos gráficos anteriores; ou seja, adolescentes e adultos com mais de sete anos de exposição à língua de sinais continuam evidenciando certa defasagem quando comparados às crianças de aquisição precoce. Os gráficos evidenciam isso especialmente na Fase III B da avaliação, conforme apresentado a seguir:

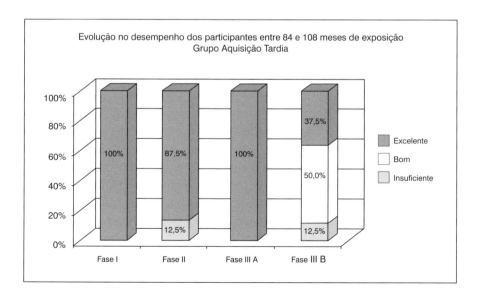

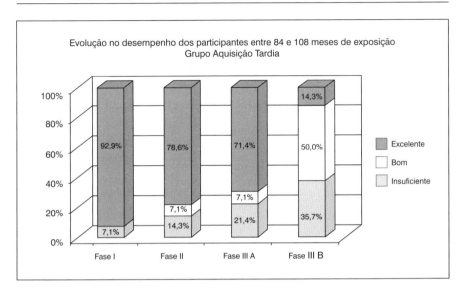

Mesmo que esses adolescentes tivessem condições de identificar as figuras pertencentes à história, vários ainda não conseguem organizar a sequência da história de forma consistente.

Tanto na linguagem expressiva quanto na linguagem compreensiva, observou-se uma diferença significativa entre o grupo de crianças com aquisição precoce e aquisição tardia. Os dados evidenciam que as crianças com aquisição tardia parecem não adquirir elementos mais sofisticados da linguagem, enquanto as crianças com aquisição precoce os adquirem. Assim, os dados apresentam evidências que indicam a existência de um período crítico para a aquisição da linguagem. O tempo de exposição à língua não é suficiente para recuperar o atraso no desenvolvimento na linguagem.

A pesquisa apresentada mostra que as crianças necessariamente são dotadas de uma base inata que guia o processo de aquisição da linguagem, e os resultados apresentam repercussão nas proposições de intervenções linguísticas para o desenvolvimento da linguagem em crianças surdas.

CONCLUSÕES

O estudo das línguas de sinais tem apresentado elementos significativos para a confirmação dos princípios que regem as línguas humanas. No entanto, considerando os possíveis efeitos da modalidade das línguas, constatamos que, por um lado, existem diferenças que, pelo menos aparentemente, são estranhas à linguística convencional. Nesse sentido, os estudos das línguas de sinais representam investigações extremamente relevantes para o avanço das teorias linguísticas. Por outro lado, as similaridades encontradas entre as línguas faladas e as línguas sinalizadas, bem como na aquisição de ambas as línguas, parecem indicar a existência de propriedades do sistema linguístico que transcendem a modalidade das línguas. Assim, os resultados apresentados desta pesquisa trazem evidências nessa mesma direção.

Ressaltamos que a pesquisa apresentada integra, definitivamente, os estudos da língua de sinais no panorama internacional das investigações das línguas de sinais, uma vez que os resultados obtidos já constituem e continuarão constituindo objeto de estudo para análises comparadas do processo de aquisição de outras línguas de sinais e de outras línguas faladas.

3

Técnicas de intervenção

> **Objetivo:** Apresentar sugestões de técnicas, de jogos e de materiais para estimulação linguística de crianças surdas na língua de sinais.

INTRODUÇÃO

O processo de aquisição da linguagem por crianças surdas e ouvintes pode ocorrer normalmente quando apresentam um processo de aquisição da linguagem esperado para sua faixa etária, como abordado no Capítulo 1. No entanto, quando é constatado que o processo de aquisição da linguagem está alterado ou atrasado, faz-se necessário identificar a alteração ou o nível de atraso, através de avaliações, para que intervenções na área da linguagem sejam realizadas, visando promover a melhora na compreensão e/ou na expressão.

Os resultados da avaliação de linguagem e a observação do desempenho linguístico de um participante, em situações informais, fornecem informações sobre o nível de desenvolvimento da linguagem compreensiva e/ou expressiva em vários aspectos, como: as unidades sublexicais[1] em nível fonético e ou fonológico (em sinais), o vocabulário, a estruturação sintática, o uso das expressões e das sentenças conforme o contexto, entre outros, possibilitando que estratégias sejam criadas para promover a melhora no desenvolvimento linguístico do participante.

---

[1] Sons na língua oral e os parâmetros na língua de sinais.

A estimulação na área da linguagem, principalmente na língua de sinais de surdos filhos de pais ouvintes, faz-se necessária, pois a maioria das crianças inicia a aquisição tardiamente e, por falta de *input* linguístico na língua de sinais, há atraso na compreensão e na expressão, considerando a faixa etária.

Os contextos em que as crianças surdas frequentemente recebem *input* linguístico na língua de sinais são:

- O terapêutico (fonoaudiólogos): quando o profissional é proficiente na língua de sinais e tem preparo para diagnosticar e tratar atrasos e alterações na linguagem de participantes utentes da língua de sinais.
- O escolar (professores): quando há professores surdos nativos na língua de sinais ou professores ouvintes proficientes na língua de sinais, que fornecem a estimulação linguística na língua de sinais por um período de tempo mais longo do que na fonoterapia e, muitas vezes, mais longo que no ambiente familiar, pois esses profissionais sinalizam de forma constante. Da mesma forma, os colegas surdos interagem com a criança, possibilitando uma "imersão" na língua de sinais, durante 4 horas (em média) de segunda a sexta-feira.
- O familiar (pais e cuidadores): quando os pais e os familiares usam a língua de sinais. A qualidade e a quantidade de estímulo que a criança recebe, geralmente, são muito variáveis, pois depende do processo de aceitação da língua de sinais pelos pais e da fluência dos pais na língua de sinais, pois a nova língua é aprendida gradativamente.

Nem sempre as crianças surdas recebem estimulação linguística nos três contextos citados, mas destacamos estes porque, quanto mais a criança receber informações linguísticas na língua de sinais, mais oportunidades terá para adequar seu desenvolvimento linguístico.

Neste capítulo apresentamos uma breve fundamentação sobre aspectos teóricos relacionados a intervenções em linguagem e, após, algumas sugestões de atividades e materiais que podem, inclusive, ser confeccionados e utilizados por profissionais ou por pais.

Os profissionais poderão aplicar as atividades de acordo com a sua área de atuação. Os pais poderão receber instruções dos profissionais de como aplicar determinada atividade para auxiliar no processo de aquisição da linguagem do filho.

ASPECTOS TEÓRICOS SOBRE INTERVENÇÕES EM LINGUAGEM

As avaliações da linguagem normalmente não são completas. Uma das razões para essa incompletude está relacionada com as questões teóricas que as subsidiam. As propostas de avaliação da linguagem estão ligadas a programas de intervenção. No caso específico do instrumento proposto neste livro, a avaliação pode ser conduzida sempre que houver alguma indicação por parte daqueles que interagem com a criança. Nesses casos, conduzir a avaliação pode indicar algum atraso no desenvolvimento ou pode indicar que este não existe, descartando a questão linguística como a área que precisa de intervenção. Além disso, por estarmos diante de muitas crianças surdas com atrasos na exposição à língua de sinais, a avaliação pode ser aplicada para indicar o estágio em que a criança se encontra em conjunto com outros instrumentos de avaliação e ser ou não indicada a intervenção.

As questões relacionadas com as propostas de intervenções em linguagem também apresentam estudos; entre eles, apresentamos uma síntese de alguns autores.

Para Cool e colaboradores (1995), as aprendizagens devem ser funcionais no mundo social da criança; as situações familiares e escolares devem ser buscadas a fim de potencializar o uso da aprendizagem específica. Deve-se aproveitar o contexto de aula, sendo a situação interativa é uma forma de favorecer esse desenvolvimento. Esses autores também analisam o papel do professor nesse processo e consideram que comunicar mais e melhor e fazer com que as interações entre os alunos sejam frequentes, ricas e variadas é fundamental, além dos professores terem o papel de atuar sobre variáveis controladas. Os autores apresentam algumas orientações básicas que podem ser consideradas pelos profissionais que irão conduzir a intervenção:

a) Adaptar-se sempre à criança, ou seja, adequar tanto seu conhecimento e sua experiência quanto suas habilidades comunicativas e linguísticas às da criança. No entanto, esta adaptação não deve ser entendida como empobrecimento e fracionamento na comunicação, nem como infantilização da linguagem. Pelo contrário, trata-se de ajustar-se à criança, tentando "construir andaimes",[2] favorecendo seu desenvolvimento.

---

[2] "Andaimes" são interações com outro mais capaz para desenvolver algo além do que seria possível sozinho. Esse processo interativo foi proposto por Wood, Bruner e Ross (1976) e posteriormente aplicado por vários autores, entre eles Cool e colaboradores (1995).

b) Partir dos interesses, das experiências e das competências da criança como uma das condições que costuma ser relacionada à verdadeira aprendizagem significativa.

c) Fazer comentários acerca da atividade ou do tópico tratado, no sentido de facilitar a interação e enriquecer as constantes perguntas que, frequentemente, marcam as interações com as crianças em um programa de intervenção.

d) Evitar corrigir ou fazer com que a criança repita constantemente suas produções errôneas ou incompletas, pois essa atitude pode aumentar a sensação de fracasso da criança e inibir, ainda mais, suas iniciativas comunicativas. Costuma ser mais útil o próprio professor produzir extensões a partir do que a criança disse. Extensões que podem ser tanto de natureza gramatical quanto semântica.

e) Dar tempo à criança para que ela possa expressar-se.

f) Reforçar os êxitos, pois as crianças precisam de *feedback* naquilo que são capazes de realizar. É importante explicitar as competências dos alunos que apresentam problemas. Isso ajudará a melhorar sua autoestima e sua segurança pessoal, o que, possivelmente, refletirá em sua maneira de encarar seus déficits.

g) Incentivar o uso da linguagem com diferentes funções: descrever experiências, fazer perguntas, expressar sentimentos, dar informação, realizar julgamentos e previsões, etc.

h) Proporcionar oportunidades para ampliar o uso da linguagem, além do "aqui e agora", ou seja, usar a imaginação, criar mundos possíveis, falar sobre o passado e sobre o futuro.

i) Fazer perguntas abertas que possibilitem diferentes respostas e formular perguntas com duas ou três alternativas de respostas. Quando necessário, apresentar as alternativas para que a criança faça a sua escolha e gradativamente dar a ela o espaço para formular suas respostas.

j) Utilizar todos os meios que facilitem a compreensão da mensagem e o bom estabelecimento da interação comunicativa utilizando gestos, expressões faciais e corporais, etc.

k) Ter em mente que as crianças com dificuldades na linguagem podem sentir-se inseguras em situações em que haja um grande componente de discussão oral e de leitura escrita. Portanto, é necessário procurar criar contextos que as deixem mais seguras.

l) Utilizar vários tipos de representações visuais que apoiem o tema do qual se esteja falando: gráficos, desenhos, etc.

m) Promover situações lúdicas, em que se propiciem contextos informais para o uso da linguagem.

n) Não esquecer a importância de os conteúdos serem significativos, planejando atividades e escolhendo materiais que digam respeito às crianças e aos adultos partindo de sua atividade conjunta.

o) Estabelecer colaborações com a família, pois é muito comum os pais não conhecerem o trabalho realizado com seu filho na escola e, portanto, não poderem contribuir para o desenvolvimento do filho. Dessa maneira, as estratégias de intervenção são realizadas de forma complementar, por diferentes agentes educativos em diferentes contextos.

Airmard (1998) sugere orientar os pais quando a criança está em ambiente desfavorável ao desenvolvimento da linguagem. No caso específico da criança surda, isso é muito importante, pois a aquisição da linguagem está calcada no acesso à língua de sinais. É muito comum os pais serem orientados a evitar o contato com a língua de sinais, em função da oralização. Essa orientação é completamente equivocada, pois a criança surda tem todas as condições de crescer em um ambiente bilíngue, ou seja, um ambiente com a língua de sinais e com a língua portuguesa. A língua de sinais uma língua à qual a criança surda tem acesso sem a necessidade de intervenção. Basta ela ter oportunidade de interagir com pessoas que usam a língua de sinais e ela terá garantida a aquisição da linguagem (Quadros, 1997). Aimard propõe que sejam realizados contatos de informação e formação de pessoal (pais, crecheiras, etc.) e contatos terapêuticos com a família, no sentido de orientar sobre ações educativas. Isso vai se aplicar no caso das crianças surdas nas quais seja observada a aquisição tardia, normalmente causada pela privação do acesso à língua de sinais.

Para Aimard, as intervenções devem ser organizadas em dois planos:

- Plano estrutural: visa melhorar as insuficiências da criança quanto à estrutura da linguagem, aos desenvolvimentos cognitivo e perceptivo motor.
- Plano funcional: visa melhorar as insuficiências da criança no seu esquema interacional, bem como no nível pragmático conversacional.

Segundo o autor, as intervenções não devem fornecer à criança um modelo artificial de linguagem, e sim aproximar-se da "linguagem de vida". Devem estar associadas ao contexto, acompanhando o desenvolvimento de atividades lúdicas e incentivando o estabelecimento do diálogo. O educador deve se colocar fisicamente e cognitivamente no nível da linguagem da criança, partindo da linguagem que a criança já construiu e com a qual funciona. A partir dessa base, o profissional deve prever uma progressão.

De certa forma, a proposta de Wood, Bruner e Ross (1978) sobre o processo de "andaimento" oferecido pelo profissional se reflete nessas propostas de intervenção de Cool e colaboradores (1995) e de Aimard (1998). Esses autores aplicam o "andaimento" no processo de intervenção. Segundo Wood, Bruner e Ross[3], há seis itens do processo de andamento que devem ser considerados pelo profissional: recrutamento (chamar a atenção do aprendiz para realizar a tarefa); redução dos graus de dificuldade (divisão das tarefas, adequando-se ao ritmo do aprendiz e oferecendo suporte a ele para continuar as atividades); manutenção do direcionamento (incentivar o aprendiz a prosseguir nos níveis subsequentes da tarefa); sinalização das características relevantes (chamar a atenção para as questões mais importantes da tarefa, observando as diferenças entre o proposto e o executado); controle da frustração (balizar a frustração oferecendo mais ou menos incentivo); demonstração (oferecer demonstrações para que o aprendiz compreenda a expectativa sobre a tarefa).

SUGESTÕES DE ATIVIDADES E MATERIAIS PARA ESTIMULAÇÃO DA LINGUAGEM COMPREENSIVA E EXPRESSIVA

Sugerimos, a seguir, atividades e jogos. Alguns são muito conhecidos e utilizados por pais, professores, fonoaudiólogos e outros terapeutas da área da linguagem. Para selecionar uma atividade, primeiramente é necessário analisar os resultados da aplicação do instrumento e verificar se a compreensão, a expressão ou ambas necessitam ser estimuladas. Dessa forma, após a análise dos resultados, será possível verificar se o indivíduo apresenta:

- Adequada linguagem compreensiva e expressiva: neste caso, intervenções não são necessárias, mas é possível estimular a linguagem contribuindo no adequado processo de aquisição.
- Adequada linguagem compreensiva e alteração na linguagem expressiva: neste caso, intervenções são necessárias para promover a melhora na linguagem expressiva. A estimulação deve ser adequada ao nível de desenvolvimento linguístico do participante, ou seja, deve considerar seus conhecimentos linguísticos e, a partir

---

[3] Traduções feitas por Pires (2003).

deles, técnicas e jogos são selecionados e aplicados visando promover a evolução na expressão do participante.

- Alteração na linguagem compreensiva e expressiva: neste caso, intervenções são necessárias para promover, primeiramente, a melhora na linguagem compreensiva, fornecendo suporte necessário para a expressão ocorrer. A estimulação da linguagem compreensiva e expressiva deve ser adequada ao nível de desenvolvimento linguístico do participante, ou seja, deve considerar seus conhecimentos linguísticos e, a partir deles, técnicas e jogos são selecionados e aplicados visando promover a evolução na compreensão e na expressão do participante.

A verificação do nível de desenvolvimento da linguagem compreensiva e expressiva é muito importante, pois um participante pode apresentar dificuldades em se expressar, mas ter uma compreensão adequada; isto é, mesmo que o terapeuta, o professor e/ou os pais tenham dificuldade em compreendê-lo, o participante pode não ter dificuldades em compreender as informações linguísticas. Neste caso, faz-se necessário identificar em qual(is) aspecto(s) da linguagem o participante necessita ser estimulado para melhorar sua produção.

Também há a possibilidade de o participante apresentar dificuldades de compreensão e de expressão. Sem compreender adequadamente, possivelmente, sua expressão será prejudicada; nesse caso, atividades para compreensão devem preceder as atividades de expressão, como comentado anteriormente.

Assim, propomos: atividades para estimulação da linguagem compreensiva; atividades para estimulação da linguagem expressiva.

As atividades possuem diferentes níveis de complexidade, e o profissional poderá selecionar as mais adequadas ao participante, considerando seus conhecimentos, seus interesses, suas necessidades linguísticas e os objetivos que direcionam o trabalho de estimulação linguística.

Apresentamos, a seguir, algumas sugestões sobre a aplicação das atividades, alguns esclarecimentos sobre a distribuição das atividades neste material e a descrição de 20 atividades que favorecem a compreensão (aquisição do vocabulário e/ou de segmentos que fazem parte dos sinais e da sintaxe) e a expressão na língua de sinais.

Sugestões sobre a aplicação das atividades:

- Ao ser selecionada uma atividade que favoreça a linguagem compreensiva, é indicado que as figuras apresentadas nos jogos e as histórias sejam sinalizadas, principalmente pelos pais e/ou pelos profissionais. Além disso, estes devem realizar comentários sobre os conceitos e produzir as sentenças e os fatos na língua de sinais, e não simplesmente denominar figuras ou objetos.

O principal objetivo é que o participante receba e processe as informações linguísticas.

- Ao ser selecionada uma atividade que favoreça a linguagem expressiva, é indicado que o surdo realize a denominação das figuras que são apresentadas nos jogos e produza as sentenças e os fatos na língua de sinais. A participação deve ser espontânea e não obrigada, assim, o participante e os pais e/ou os profissionais também sinalizarão.

O principal objetivo é que o participante produza sinais ou sentenças na língua de sinais, mas de forma natural.

- Durante as atividades o profissional e/ou os pais podem auxiliar na estimulação contribuindo com comentários ou reforçando o que foi sinalizado, demonstrando que a produção do sinal, da sentença ou da narração estava adequada. Quando a produção ou a construção sintática não estiver adequada, o profissional e/ou os pais podem sinalizar a produção adequada de maneira informal, ou seja, reforçando o que foi sinalizado, mas com o uso padrão da língua. Além disso, quando as produções forem muito limitadas, o profissional e/ou os pais podem valorizar a produção do participante e acrescentar na mensagem algumas informações sobre o assunto ou fazer algum comentário, possibilitando que o participante visualize sentenças mais extensas, com maior nível de complexidade sintática.

- Em todas as atividades é importante que os pais e/ou os profissionais valorizem a participação do surdo, assim como as suas conquistas – ter aprendido algum sinal novo, compreendido a sinalização ou produzido sinais, sentenças ou comentários sobre algo que foi apresentado nos jogos e nas atividades.

- É interessante que o surdo leve os jogos para casa e que os pais sejam instruídos em como jogar e utilizar os conceitos em atividades de vida diária. Assim, os pais podem reforçar seus conhecimentos sobre um determinado vocabulário na língua de sinais, compreender a sinalização da criança, estimular a criança e usar o vocabulário em diferentes contextos, ou seja, não se restringir ao uso do vocabulário somente durante atividade dirigida, mas principalmente nas trocas comunicativas.

As 20 atividades sugeridas podem ser facilmente confeccionadas com figuras de revistas, encartes de lojas, fotos, sendo que o vocabulário a ser estimulado pode ser sobre um tema específico ou não. Além disso, o jogo pode considerar um aspecto da língua, como determinadas configurações de mão, contemplando aspectos da fonologia. O material selecionado e a forma de estimulação deverão ser conformes às necessidades linguísticas do participante.

Em cada atividade, os objetivos principais são citados, a descrição e a forma de aplicação são apresentadas, além de ser especificado se a atividade enfatiza a linguagem compreensiva ou a expressiva. Algumas atividades podem ser utilizadas para estimular tanto a compreensão quanto a expressão, dependendo da forma como o profissional conduz a atividade. Disponibilizamos algumas amostras de atividades e, após, a descrição e a forma de apresentação delas.

Atividades

Atividade 1: Memória

Objetivos principais: estimular a aquisição do vocabulário (linguagem compreensiva e/ou expressiva), a percepção visual, a atenção e a memória.

No jogo de memória, figuras são dispostas em fichas, sendo que cada figura deverá ter um par que poderá ser outra figura igual ou uma figura que represente um sinal que corresponde à denominação de cada figura.

As figuras são embaralhadas e dispostas com o verso para baixo, e cada participante, na sua vez, desvira duas fichas, verificando se são pares ou não. A denominação pode ser feita por um dos participantes ou por todos, conforme o objetivo da atividade: promover a aquisição ou a produção do vocabulário.

O jogo é finalizado quando todos os pares forem retirados. O participante com maior quantidade de pares é o vencedor.

A sugestão apresentada é de um jogo de memória sobre animais, que pode ser confeccionado utilizando apenas figuras de animais (modelo 1) ou figuras e desenhos que representam produção de sinais, correspondentes ao vocabulário estimulado (modelo 2).

Língua de sinais 95

Memória

Modelo 1

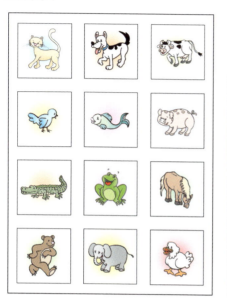 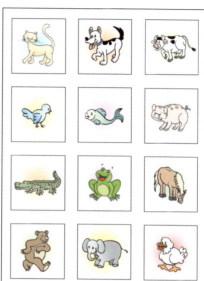

Modelo 2

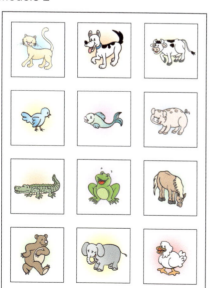 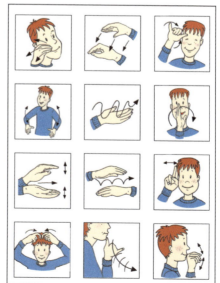

Atividade 2: Bingo

Objetivos principais: estimular a aquisição do vocabulário (linguagem compreensiva e/ou expressiva), a atenção, a percepção visual.

No jogo de bingo cada participante recebe uma cartela com determinadas figuras que se diferenciam entre si. As mesmas figuras das cartelas são dispostas em fichas e colocadas em um recipiente para serem sorteadas.

Cada figura sorteada é denominada na língua de sinais. A denominação pode ser feita por um dos participantes ou por todos, conforme o objetivo da atividade: promover a aquisição ou a produção do vocabulário. O participante que tiver a figura sorteada deve colocá-la sobre a figura correspondente na cartela.

O jogo é finalizado quando o primeiro participante completar sua cartela com todas as figuras.

Na sugestão apresentada, o jogo de bingo é sobre móveis e objetos da casa. Foi confeccionado somente com figuras. Outra opção é utilizar figuras nas fichas que serão sorteadas e desenhos que representam os sinais, como foi apresentado na Atividade 1.

Bingo

Cartelas

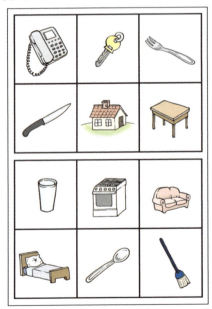 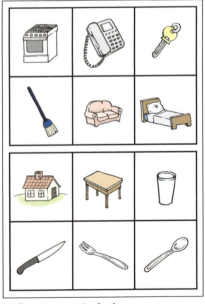

Fichas para sorteio (deverão ser recortadas)

Atividade 3: Dominó

Objetivos principais: estimular a aquisição do vocabulário (linguagem compreensiva e/ou expressiva), a atenção e a percepção visual.

No jogo de dominó as fichas que compõem o jogo estão divididas por uma linha. Em um dos lados há uma determinada figura e, no outro, uma figura ou um sinal. Todas as fichas são dispostas com as figuras viradas para baixo. A primeira ficha é sorteada por um dos participantes e disposta sobre a mesa. Cada participante deve sortear na sua vez uma ficha, verificando se a figura e/ou o sinal pode ser associado à ficha que está disposta sobre a mesa. Se a associação for possível, coloca-se a ficha ao lado da outra; se não for possível, o participante reserva a ficha para ser utilizada em outra jogada, na sua vez. A denominação pode ser feita por um dos participantes ou por todos, conforme o objetivo da atividade: promover a aquisição ou a produção do vocabulário.

O jogo é finalizado quando todas as fichas para sorteio acabarem e o primeiro participante também não possuir mais fichas para participar do jogo.

A sugestão apresentada é de um dominó com numerais, quantidades e sinais.

Dominó

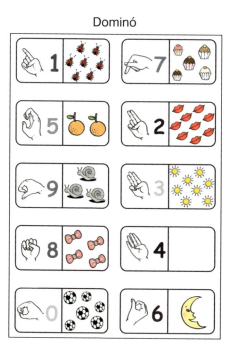

Atividade 4: Corrida

Objetivos principais: estimular a aquisição do vocabulário (linguagem compreensiva e/ou expressiva), a atenção, a percepção visual e as noções numéricas.

No jogo de corrida há uma cartela que representa um caminho a ser percorrido pelos participantes, que são posicionados no ponto de partida (podem ser utilizadas fichinhas coloridas para representar cada participante).

Cada participante, na sua vez, joga um dado e avança a quantidade de figuras que está no caminho. Algumas figuras possuem uma instrução, como "jogue novamente", "fique uma vez sem jogar", "avance para" (sendo dito para qual figura o participante deve se deslocar), etc. As instruções são fornecidas pelo profissional ou pelos pais. A denominação das figuras pode ser feita por um dos participantes ou por todos, conforme o objetivo da atividade: promover a aquisição ou a produção do vocabulário.

O primeiro participante a chegar ao final da corrida é o vencedor. O jogo é finalizado quando todos os participantes cruzam a linha de chegada.

A sugestão apresentada é de uma corrida sobre as mudanças climáticas.

Corrida

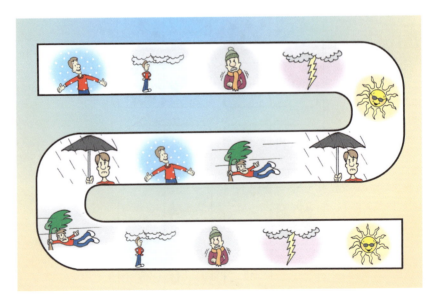

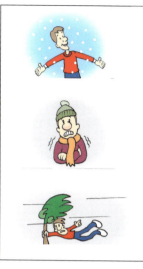

Oba! Neve! Fique uma vez sem jogar para brincar na neve!

Que frio! Avance duas casas.

O vento está muito forte. Volte uma casa.

Atividade 5: Jogo do Mico (Cartas)

Objetivos principais: estimular a aquisição do vocabulário (linguagem compreensiva e/ou expressiva), a atenção e a percepção visual.

No jogo do mico podem ser utilizadas as fichas do jogo de memória ou outras fichas em pares, sendo que uma sem par é incluída, a do "mico". As fichas/cartas são denominadas por um ou por todos os participantes, conforme o objetivo da atividade e, em seguida, são embaralhadas e distribuídas em igual quantidade para todos os participantes. Cada participante retira os pares do grupo de fichas/cartas que recebeu, segurando fichas/cartas restantes sem que os outros participantes possam vê-las. Após, cada participante, na sua vez, retira uma carta do participante à sua direita e verifica se é possível formar par. Se for possível, o par é retirado do seu grupo de cartas; se não for possível, a carta é incluída no seu grupo de cartas. Os participantes seguem retirando as cartas do colega que está à sua direita até que o primeiro participante fique sem segurar cartas, sendo o vencedor. O participante que ficar segurando o "mico" pode fazer uma mímica, como imitar um animal, para que os outros participantes descubram.

No final da atividade sugerimos que outras possam ser realizadas com o mesmo material, como comparar a quantidade de figuras pares entre os participantes (quantos pares a mais ou quantos pares a menos), selecionar os animais: selvagens e domésticos, aquáticos e terrestres, carnívoros e herbívoros, etc.

As fichas do jogo de memória podem ser utilizadas com acréscimo de uma figura: "o mico".

Atividade 6: Quebra-cabeças

Objetivos principais: estimular a aquisição do vocabulário (linguagem compreensiva e/ou expressiva), a atenção e a percepção visual.

As figuras e os sinais correspondentes, utilizados na denominação das figuras, são dispostos em fichas que se encaixam.

As figuras devem ser encaixadas e a denominação realizada por um ou por mais participantes, conforme o objetivo da atividade.

A sugestão apresentada é de um quebra-cabeças sobre cores.

Quebra- cabeças

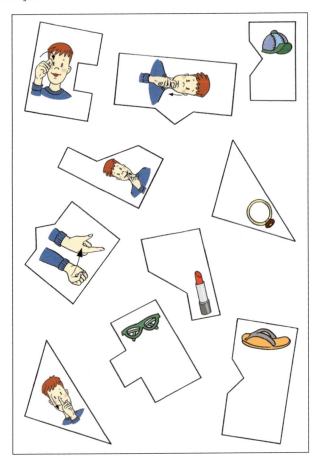

Atividade 7: Descubra a figura

Objetivos principais: estimular a evocação de sinais e a linguagem compreensiva ou expressiva em nível de sentenças.

Um dos participantes sorteia uma ficha e fornece algumas informações para que o(s) outro(s) participante(s) evoque(m) o sinal correspondente à figura sorteada.

Exemplo: a figura de uma maçã é sorteada. As seguintes pistas podem ser fornecidas:

– É UMA FRUTA. É VERMELHA OU VERDE. É GOSTOSA. A BRUXA DEU ESSA FRUTA PARA A BRANCA DE NEVE. Dependendo da figura é possível fazer sinais classificadores (fornecem as características da pessoa, do objeto ou do animal).

Para estimular a linguagem compreensiva, o profissional ou os pais fornecem as pistas e o surdo evoca o sinal correspondente. Para estimular a linguagem expressiva, o surdo fornece as pistas e o(s) outro(s) participante(s) (pais, profissional ou colegas) evoca(m) o sinal correspondente.

Algumas fichas são apresentadas como sugestão, mas cada profissional seleciona o vocabulário de acordo com os conhecimentos linguísticos e o interesse do(s) participante(s).

Descubra a figura

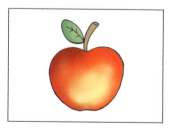
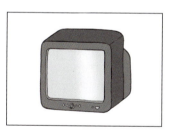
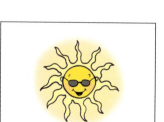
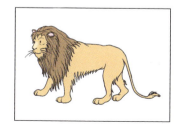

Atividade 8: Onde e como faço os sinais?

Objetivos principais: estimular a identificação dos parâmetros que formam os sinais e reforçar os conhecimentos sobre vocabulário.

Sugerimos dois tipos de atividades que estimulam a identificação dos parâmetros, a configuração de mão e a locação na língua de sinais. Essas atividades estão relacionadas a um conhecimento sobre a língua, ou seja, sobre como determinado sinal é formado. Exige que o surdo reflita sobre a fonologia da sua língua.

Na primeira sugestão (modelo 1), há três configurações de mão para serem selecionadas conforme o sinal alvo que está sendo analisado (figura à esquerda). À direta há a figura de um menino ou de uma menina que será utilizada para marcar o local onde o sinal alvo é realizado.

A figura deve ser denominada pelo profissional ou pelos pais, sendo solicitado que o surdo observe como é produzido o sinal em relação à(s) configuração(ões) utilizada(s) e ao local onde o sinal é realizado. A configuração correta (nos sinais produzidos com uma mão) e as configurações corretas (nos sinais produzidos com as duas mãos) são marcadas com um X, assim como o local onde o sinal é produzido (parte do corpo do menino ou da menina ou no espaço neutro).

Na segunda sugestão (modelo 2), há uma configuração de mão alvo e figuras distribuídas em uma folha.

As figuras devem ser denominadas, para que o surdo seja esclarecido em relação ao conceito que as figuras possuem na atividade proposta.

Ao surdo, é solicitado que observe a configuração de mão alvo e identifique quais sinais que foram produzidos na denominação das figuras são formados com a configuração de mão alvo. As figuras que foram denominadas com a configuração de mão alvo são circuladas ou marcadas com um X.

As atividades podem ser demonstradas pelo profissional antes de serem propostas ao surdo.

Apresentamos as atividades (modelos 1 e 2) e o gabarito, considerando a produção dos sinais do Rio Grande do Sul.

Língua de sinais **103**

Onde e como faço sinais?

Modelo 1

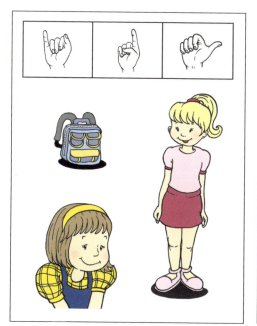

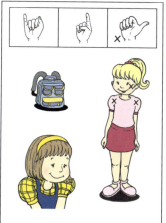

Gabarito

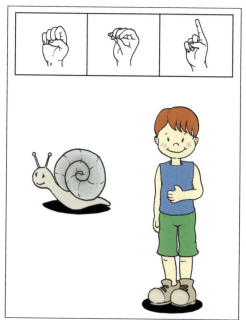

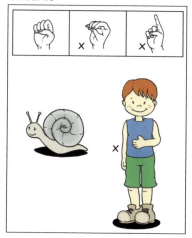

Gabarito

Modelo 2

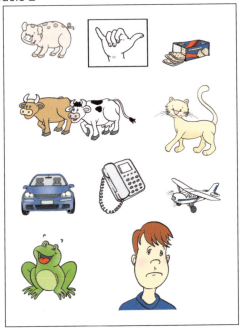

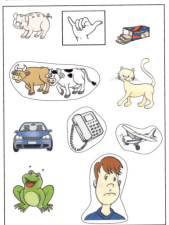

Gabarito

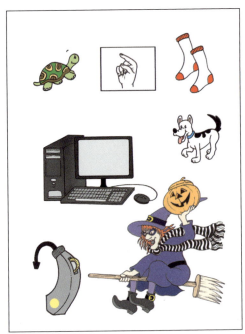

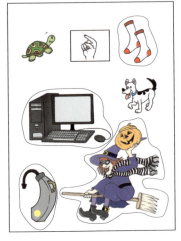

Gabarito

Língua de sinais 105

Atividade 9: Encontre a figura!

Objetivos principais: estimular a observação do parâmetro *configuração de mão* e evocar sinais com uma determinada configuração de mão. É uma atividade de consciência fonológica.

No jogo Encontre a figura!, há um pequeno cartaz sobre um determinado tema e fichas com configurações de mão para serem sorteadas. Uma das configurações de mão é sorteada e, após todos a visualizarem, os participantes procuram uma figura que possa ser denominada com a configuração de mão sorteada ou citam um sinal que está relacionado ao contexto que a figura representa. O pequeno cartaz que foi selecionado como amostra representa uma sala de aula. O participante que encontrar primeiro uma figura correspondente ou citar algum sinal relacionado à sala de aula ou à escola recebe a ficha com a configuração de mão.

O participante que conseguir evocar mais sinais é o vencedor.

Encontre a figura!

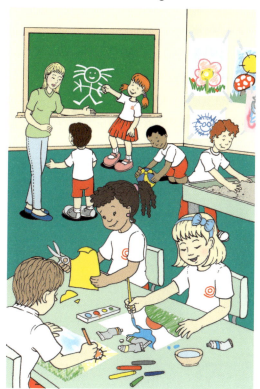

Atividade 10: Roleta com configurações de mão/fichas com configurações de mãos

Objetivos principais: estimular a observação do parâmetro *configuração de mão* e evocar sinais com uma determinada configuração de mão. É uma atividade de consciência fonológica.

Cada participante gira a seta da roleta e evoca sinais que são realizados com a configuração de mão que a seta indica. Exemplo:

Se a seta indicar a configuração de mão ✋, por exemplo, os seguintes sinais podem ser evocados: AVIÃO, AEROPORTO, VACA, BRINCAR, TRISTE, AZAR, GORDO, AVISAR, TELEFONE, ELETRICIDADE, CENTRO, EVITAR, CHIMARRÃO, entre outros.

Cada sinal evocado adequadamente corresponde a 1 ponto. O participante que conseguir mais pontos é o vencedor.

A mesma atividade pode ser realizada com o sorteio de configurações.

Apresentamos a sugestão da atividade com uso de roleta (modelo 1) e com uso de fichas com configurações de mão para serem sorteadas (modelo 2).

Fichas com configurações de mãos para serem sorteadas:

Modelo 1

Modelo 2

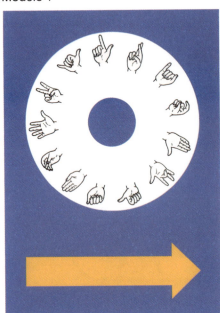
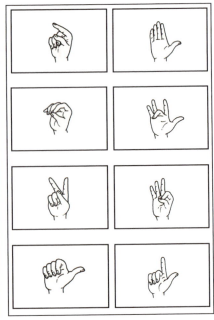

Atividade 11: Ver uma história sinalizada e selecionar as figuras que fazem parte dela

Objetivo principal: estimular a compreensão de construções sintáticas simples e complexas.

O profissional seleciona uma história que possua uma representação dos fatos através de figuras. Ao surdo, é explicado que uma história será sinalizada e que, após a narração, fichas serão entregues para que ele selecione somente as figuras que mostram os fatos que pertenceram à história sinalizada.

Após a narração da história, são entregues as fichas com fatos que pertencem e que não pertencem à história.

Sugere-se que, inicialmente, sejam selecionadas histórias com poucos fatos e que a quantidade seja aumentada gradativamente conforme o aumento na compreensão.

Se o surdo não conseguir selecionar os fatos, é possível sinalizar a história em partes. A cada parte sinalizada é solicitado que uma figura seja selecionada.

Três sugestões de histórias são apresentadas: A troca, Os amigos e O filhote. As fichas das três histórias podem ser visualizadas a seguir.

As duas primeiras histórias foram narradas e filmadas por um professor surdo e estão disponíveis no DVD.

Ver uma história sinalizada e selecionar figuras

A troca

(As três primeiras figuras fazem parte da história)

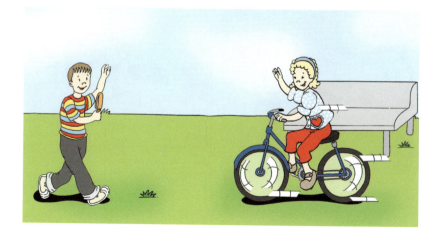

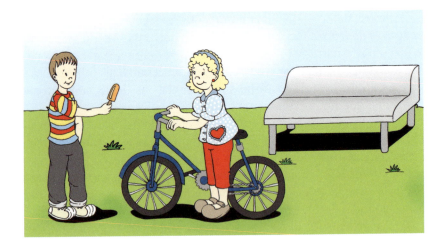

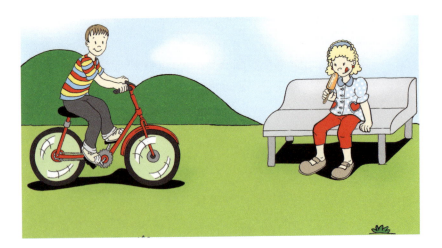

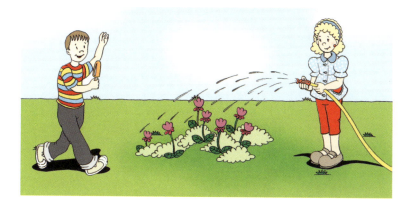

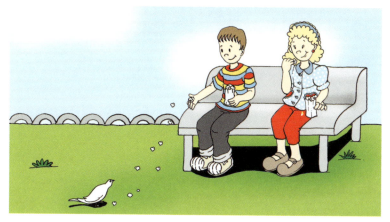

Os amigos

(As três primeiras figuras fazem parte da história)

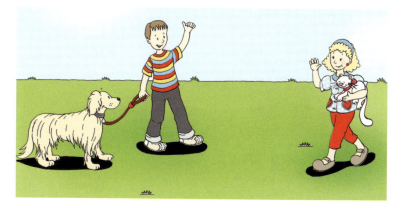

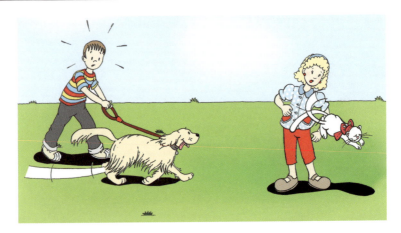
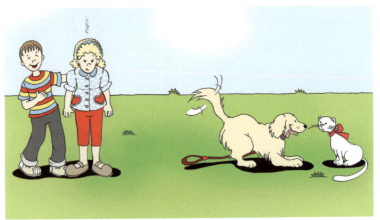
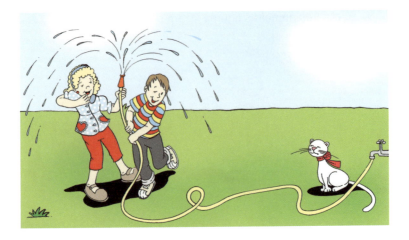

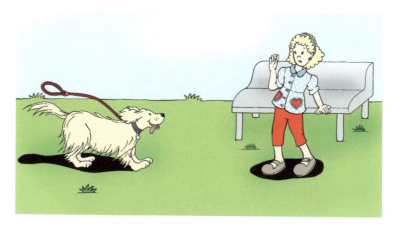

O filhote

(As quatro primeiras figuras fazem parte da história)

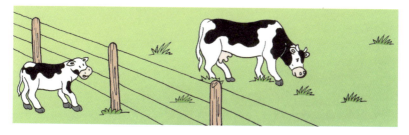

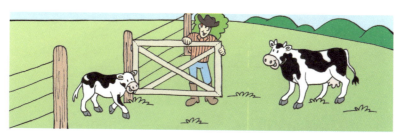

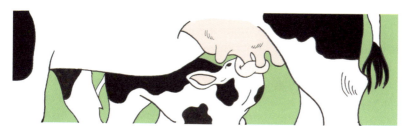

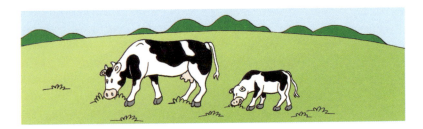

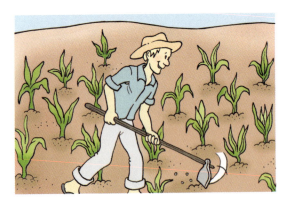

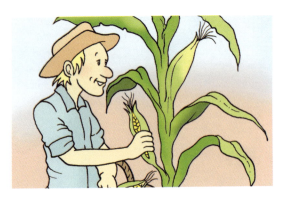

Atividade 12: Ver uma história sinalizada e organizar as figuras que fazem parte da história

Objetivo principal: estimular a compreensão de construções sintáticas simples e complexas e a organização temporal.

Esta atividade pode ser realizada após a Atividade 11.

Ao surdo, é explicado que, após ter selecionado as figuras, as fichas que representam os fatos da história deverão ser organizadas conforme a narração. Sugere-se que, inicialmente, sejam selecionadas histórias com poucos fatos, e que a quantidade seja aumentada gradativamente conforme o aumento na compreensão. Se o surdo não conseguir selecionar e organizar as fichas que representam os fatos da história assistida, é possível sinalizar a história em partes. A cada parte sinalizada é solicitado que uma figura seja selecionada. As figuras podem ser dispostas da esquerda para a direita ou de cima para baixo.

As três sugestões de histórias apresentadas na atividade anterior (11) podem ser utilizadas nesta atividade.

Atividade 13: Detetive

Objetivo principal: estimular a linguagem compreensiva ou expressiva de perguntas e construções sintáticas simples.

Na atividade de detetive, um participante sorteia uma ficha com uma figura cujo conceito terá de ser descoberto pelo outro participante. Um participante faz perguntas tentando descobrir qual é a figura sorteada. O outro participante poderá responder somente: "sim" ou "não". Antes de iniciarem as perguntas, o participante que tem a ficha pode fornecer uma pista. Se for sorteada a figura de um leão, o participante com a ficha poderá informar, por exemplo, que a figura mostra um animal.

As perguntas são feitas até que o conceito seja descoberto. Exemplo:

– É um animal.
– É pequeno?
– Não.
– Tem pescoço comprido?
– Não.
– É brabo?
– Sim.
– É peludo?
– Sim.
– É um urso?
– Não.
– Tem dentes afiados?
– Sim.
– É um leão?
– Sim. – Parabéns! Você conseguiu.

Sugere-se que o profissional e/ou os pais sejam os detetives em um primeiro momento, mesmo que a atividade seja voltada para a linguagem expressiva, pois a demonstração facilita a compreensão da atividade.

Se a descoberta do conceito se tornar difícil, outras pistas podem ser fornecidas para auxiliar o participante.

Atividade 14: Fui ao supermercado e comprei...

Objetivo principal: estimular a produção de sinais e a memória lexical.

Esta atividade pode ser realizada de duas formas: com apoio visual e sem apoio visual. A primeira forma é mais simples do que a segunda.

Para realizar a atividade com apoio visual, o profissional seleciona algumas fichas sobre o que pode ser comprado no supermercado e as dispõe com o verso para baixo, uma ao lado da outra. O primeiro participante visualiza a primeira figura e sinaliza a sentença "FUI AO SUPERMERCADO E COMPREI", completando a frase com um sinal que corresponde ao alimento visualizado na primeira figura, por exemplo: CHOCOLATE. A figura é novamente disposta com o verso para baixo. O segundo participante visualiza a segunda figura. Repete a frase, completando-a com o que foi dito pelo outro participante e acrescentando mais um sinal, que corresponde ao alimento visualizado na segunda figura. Exemplo: FUI AO SUPERMERCADO E COMPREI CHOCOLATE e ARROZ. O próximo participante deverá visualizar a figura seguinte e completar a frase com os dois itens que já foram ditos e acrescentar mais um sinal (que corresponde à terceira figura visualizada), e assim sucessivamente.

Esta atividade pode ser feita sem o apoio visual, ou seja, sem auxílio de figuras, sendo que cada participante escolherá espontaneamente o item que "comprou" no supermercado.

A frase inicial poderá variar, possibilitando abordar outro vocabulário, como:

Fui ao zoológico e vi...

Na escola tem...

Nesta sala tem...

Na mochila tem...

Eu gosto de brincar de...

A atividade é finalizada quando há o esquecimento de algum item ou a ordem dos itens está incorreta.

Atividade 15: Qual o início/meio/final da história?

Objetivo principal: estimular a produção de construções sintáticas simples e complexas, a organização temporal e a criatividade.

O profissional seleciona uma sequência lógica, retirando uma de suas partes: início, meio ou final. O participante é convidado a criar uma parte da história, completando-a. Os fatos são organizados pelo profissional e/ou pelo participante e, na primeira vez, é indicado que o profissional narre a história e crie um início, um meio ou um final, e narre ao participante a parte que faltou, demonstrando como deve ser feita a atividade. Após a demonstração, é solicitado que o participante crie e narre o início, o meio ou o final da história.

Toda a história poderá ser sinalizada pelo participante.

Atividade 16: Continue a história

Objetivo principal: estimular a linguagem compreensiva e expressiva de construções sintáticas complexas, a organização temporal e a atenção.

Os participantes são instruídos a assistir com atenção à história que será sinalizada pelo profissional, pois, após a narração, ela será narrada pelos participantes.

O profissional narra uma história com ou sem apoio visual de figuras. Após, cada participante contará uma parte da história narrada. O profissional poderá combinar com os participantes que avisará quando a continuidade da história deverá ser feita pelo outro participante. Se houver participantes assistindo à narração, estes poderão auxiliar os colegas, comentando sobre algum fato, caso seja esquecido.

É possível que esta atividade seja feita mais de uma vez, pois nem sempre os participantes se recordam de toda a história. É interessante filmar a narração final e apresentar ao grupo.

Atividade 17: Criando histórias

Objetivo principal: estimular a linguagem expressiva de construções sintáticas complexas, a organização temporal, a atenção, a imaginação e a criatividade.

Os participantes são instruídos a visualizar uma figura e, a partir desta, criar uma história. Cada participante deverá contribuir com algum fato. Exemplo: o profissional mostra a figura de um cachorro e inicia a história:

– Estava voltando para casa quando vi um cachorro. Ele parecia triste e com fome. Então...

O outro participante poderá completar com a história conforme sua imaginação.

Após a construção coletiva da história, ela poderá ser filmada ou fotografada. Se a história for fotografada, sugere-se a construção de um livro com o registro escrito em português abaixo das fotos.

Disponibilizamos as imagens de parte de uma história que foi criada por uma criança surda com auxílio da fonoaudióloga. Após criação da história, os fatos foram escritos e fotografias foram associadas a eles.

Criando histórias

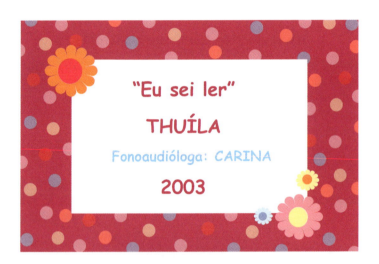

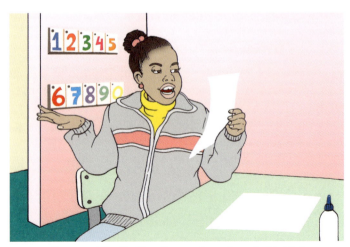

– Eu sou a Thuíla. Eu olho os desenhos da história.

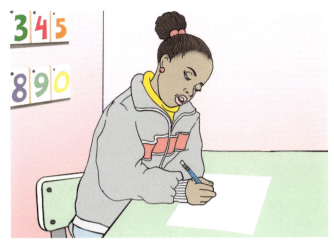
– Escrevo a história. A história mostra uma bruxa que sabe fazer mágica.

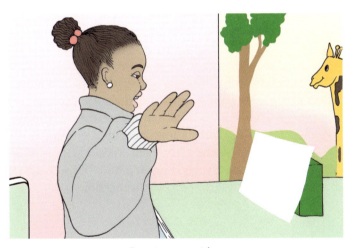
– Pronto, eu sei ler.

Atividade 18: Dramatização

Objetivo principal: estimular a linguagem compreensiva e expressiva de construções sintáticas complexas, a expressão corporal, a organização temporal, a atenção, a imaginação e a criatividade.

Uma história pode ser selecionada em grupo. A história poderá ser narrada pelo profissional e, após, ser dramatizada pelos participantes.

A dramatização pode ser filmada para depois ser assistida pelos pequenos atores.

Atividade 19: Narração de histórias

Objetivo principal: estimular a linguagem expressiva de construções sintáticas complexas e a organização temporal.

Cada participante poderá escolher uma história para narrar aos colegas em um momento específico, como a "Hora do conto".

O profissional poderá combinar com os participantes de cada um retirar um livro da biblioteca ou trazer um livro para ser narrado aos colegas e ao professor ou para a terapeuta. Os pais podem ser convidados a participar lendo e sinalizando a história para os seus filhos em casa e, na escola, a assistir a narração.

Atividade 20: Jogo de perguntas e respostas

Objetivos principais: estimular a linguagem compreensiva e expressiva de construções sintáticas complexas, a atenção, a memória e a interpretação de fatos.

Os participantes são instruídos a prestar atenção na história que será narrada pelo profissional. Após a narração, os participantes são divididos em dois grupos. Perguntas sobre a história (interpretação de texto) são previamente escritas e colocadas em um recipiente. Um participante de cada grupo, na sua vez, sorteia uma pergunta e o grupo tentará responder. Quando o grupo acerta a resposta, recebe 1 ponto. Se o grupo não souber responder, poderá passar a vez para o outro grupo tentar responder. O grupo que fizer mais pontos é o vencedor.

Passo a passo da aplicação do instrumento

> **Objetivo**: Apresentar as instruções para a aplicação do Instrumento de Avaliação da Língua de Sinais (IALS), para o registro de respostas e para a análise dos resultados da avaliação.

INTRODUÇÃO

Neste capítulo, serão apresentadas as instruções para a aplicação da avaliação da linguagem compreensiva,[1] dividida em duas etapas: (1) a aplicação das tarefas de demonstração e das tarefas de avaliação e (2) as instruções para a aplicação da avaliação da linguagem expressiva. A avaliação da linguagem expressiva é realizada em uma única etapa e não há tarefa de demonstração. As instruções referem-se à tarefa de avaliação. Após essas apresentações, serão fornecidos esclarecimentos sobre o registro e sobre a análise das respostas de cada uma das avaliações, e os critérios que foram utilizados na análise das respostas.

As avaliações da linguagem compreensiva e da linguagem expressiva podem ser realizadas em uma ou em duas sessões. Se o participante demonstrar boa disposição, interesse e atenção, as duas avaliações podem ser realizadas na mesma sessão. Caso contrário, a avaliação poderá ser realizada em dois momentos: primeiramente, a avaliação da linguagem compreensiva e, em um segundo momento, a avaliação da linguagem expressiva.

---

[1] As instruções ou orientações dadas ao participante que está sendo avaliado estão escritas em português com letras maiúsculas para remeter à língua de sinais. Necessariamente são feitas na língua de sinais, conforme apresentado no DVD anexo.

A aplicação do IALS inicia com a avaliação da linguagem compreensiva, para que o examinador conheça o nível de compreensão do participante, a fim de fornecer as instruções da avaliação da linguagem expressiva de acordo com o nível de entendimento do avaliado.

Em nossa experiência, a maioria dos participantes avaliados realizou as duas avaliações em uma sessão. Os participantes demonstraram motivação e interesse pelas tarefas do IALS, que foi elaborado, principalmente, para ser aplicado em crianças e, por isso, é apresentado de forma lúdica.

O tempo de aplicação do IALS variou devido ao nível de compreensão dos participantes, pois os participantes que demonstraram melhor compreensão realizaram o instrumento em menor tempo.

O tempo de aplicação da avaliação da linguagem compreensiva foi de 40 a 45 minutos, e o da avaliação da linguagem expressiva foi de 10 a 20 minutos, para a maioria dos participantes.

Sugerimos que o examinador esteja atento ao tempo de realização, pois se a avaliação da linguagem compreensiva demorar mais de 50 minutos, a avaliação da linguagem expressiva deverá ser realizada em outra sessão. Justifica-se a necessidade do agendamento de uma segunda sessão nesse caso, pois, possivelmente, após o período de 50 minutos, o nível de atenção estará diminuído, e isso pode influenciar os resultados da avaliação da linguagem expressiva.

Além disso, ressaltamos que é fundamental que o examinador seja fluente em língua brasileira de sinais, pois todas as solicitações são realizadas exclusivamente nesta língua.

ESCLARECIMENTOS AO PARTICIPANTE
SOBRE A AVALIAÇÃO DA LINGUAGEM

Sugerimos que o examinador, antes de iniciar a aplicação do IALS, se apresente, registre na ficha de avaliação de respostas da linguagem compreensiva o nome e a idade do participante e a data da avaliação. Além disso, deve oferecer alguns esclarecimentos sobre o que será feito e comentar sobre os materiais utilizados na aplicação das tarefas.

Exemplo de instruções iniciais na língua de sinais (veja no DVD):

– Oi, meu sinal é... Meu nome é...
– Qual é o seu sinal?
– Qual seu nome?

> – Qual sua idade?
> – Em qual série você estuda?
> – Hoje você participará de uma avaliação. Nesta avaliação observarei como você compreende os sinais e como sinaliza. Durante a avaliação utilizaremos vários materiais, como: fichas, computador ou televisão e aparelho de dvd e filmadora.
> – Vou explicar como a avaliação é feita. Se você tiver dúvidas ou não entender, você pode me perguntar.

LINGUAGEM COMPREENSIVA

Conforme apresentado no Capítulo 2, a avaliação da linguagem compreensiva é realizada em duas etapas: aplicação das tarefas de demonstração e aplicação das tarefas de avaliação, nas Fases I, II e III. As fases são apresentadas ao participante em ordem numérica crescente, ou seja, Fase I, Fase II, Fase III, assim como as tarefas (Tarefa 1, 2, 3...).

Na primeira etapa da avaliação da linguagem compreensiva, aplicam-se as tarefas de demonstração, que visam preparar o participante para a realização da avaliação. Nesta etapa, o examinador dará as instruções para a realização das tarefas em cada fase, e poderá demonstrar e/ou realizar a tarefa junto com o participante. O principal objetivo da aplicação das tarefas de demonstração é possibilitar ao participante a compreensão das instruções do examinador, para que na segunda etapa realize a as tarefas de avaliação sem auxílio, demonstrando seus conhecimentos linguísticos.

Seleção e organização do material

Antes de iniciar a aplicação do IALS, o examinador deve selecionar e organizar os seguintes materiais:

- DVD com as sentenças e as histórias sinalizadas por um professor surdo (anexo);
- Computador ou televisão e aparelho de DVD;
- Ficha de respostas da avaliação da linguagem compreensiva (anexo);
- 64 fichas com figuras coloridas (disponíveis no DVD).

A utilização das figuras e suas fases (I, II, III) tarefas (1, 2, 3, 4, 5) e respostas (a, b, c, d, e, f, g, h) podem ser acompanhadas conforme explicação das fichas a seguir.

Para a aplicação das tarefas de demonstração são utilizadas 26 fichas, e para a aplicação das tarefas de avaliação, 38 fichas.

FICHAS PARA APLICAÇÃO DAS TAREFAS DE DEMONSTRAÇÃO

Inicia-se a aplicação das tarefas de demonstração das Fases I, II e III.

Algumas formas de instruir o participante para a realização das tarefas são sugeridas nesta seção e em DVD, visando auxiliar na aplicação do IALS. No entanto, pode ser necessário que o examinador produza as instruções com vocabulário mais simplificado e/ou que durante a explicação algumas informações sejam reforçadas e repetidas, principalmente se o participante em avaliação demonstrar dificuldades na compreensão e/ou esteja em período inicial do processo de aquisição da linguagem.

Dessa forma, o examinador deve observar as reações do participante e adequar o nível linguístico para ser compreendido.

Fichas utilizadas

Para a aplicação das tarefas de demonstração são utilizadas as seguintes fichas:

FASE I

TAREFA 1

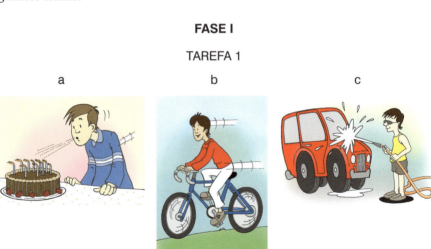

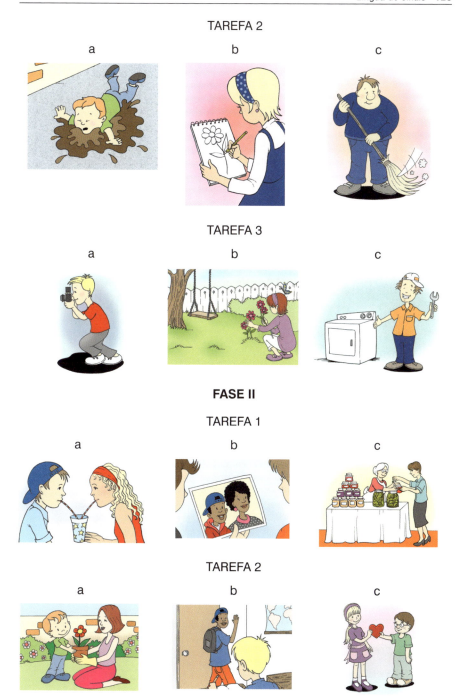

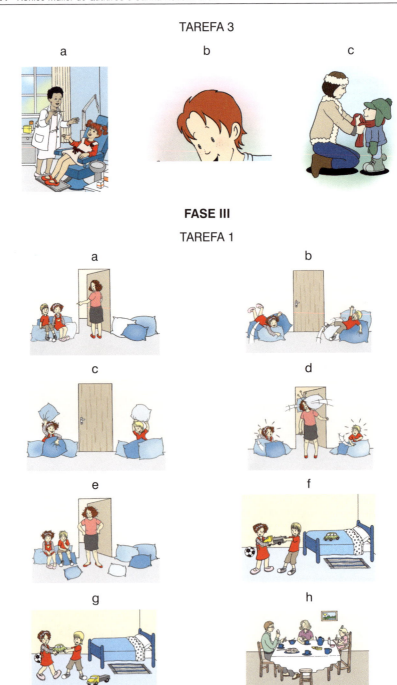

Instruções para a aplicação das tarefas de demonstração Fase I: tarefas 1, 2 e 3

Inicia-se com as seguintes instruções na língua de sinais, referentes à tarefa (ver DVD):

– Você verá um professor surdo sinalizando. Olhe com atenção, porque, depois, eu lhe entregarei três figuras. Você deve olhar para cada uma delas e escolher/pegar uma figura; a figura que é igual ao que você viu no computador ou na televisão.
– Começou.

O examinador observa se o participante está com o olhar voltado para a tela do computador ou da televisão e apresenta as imagens da primeira tarefa. O participante assiste ao vídeo sinalizado pelo professor surdo. Em seguida, apresentam-se três figuras para que o participante selecione a correspondente ao fato assistido.

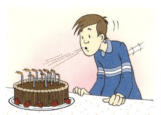 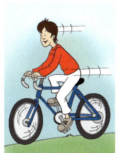 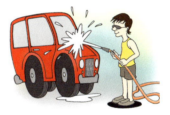

Exemplo: Disposição das fichas para seleção de resposta da Fase I – Tarefa 1

Em relação à disposição de fichas, é muito importante que o examinador coloque as fichas uma ao lado da outra sobre a mesa, em frente ao participante, sendo que a ficha com a resposta correta deve ocupar diferentes posições nas tarefas. Sugerimos, por exemplo, que na Tarefa 1 a resposta correta esteja entre as duas outras opções. Na Tarefa 2, que a resposta correta esteja à esquerda e, na Tarefa 3, à direita.

É fundamental que sejam feitas trocas constantes nas posições das fichas, evitando que o participante associe uma determinada posição com a resposta correta.

Se o participante não mostrar/pegar uma das figuras, pode-se perguntar da seguinte forma, em Libras (ver DVD):

> – O que você viu? Lembra?
> – Qual destas figuras você viu o professor surdo sinalizar?

Se necessário, repete-se o vídeo. O examinador repete os sinais que assistiu e mostra/pega a figura correspondente. É importante mostrar que as outras figuras não podem ser mostradas/pegas, pois são diferentes da informação sinalizada. Se o participante mostrar/pegar duas ou três figuras, deve-se informá-lo que somente uma figura está correta. Pode-se mostrar novamente o vídeo, repetir o que foi sinalizado auxiliando a escolha. Após cada escolha do participante, correta ou incorreta, é importante que o examinador elogie o participante, reforçando que ele compreendeu a instrução. Se o participante selecionar a figura incorreta, sugere-se que o examinador solicite que o participante olhe com atenção a próxima sinalização. Se o participante apresentar dúvida em alguma imagem e solicitar repetição, poderá rever uma vez. Nesse caso, deve ser anotada na ficha de respostas da avaliação da linguagem compreensiva a necessidade de repetição das imagens.

Nas tarefas 2 e 3, avisa-se ao participante que ele novamente assistirá à sinalização de um surdo. Em seguida repetem-se as instruções da tarefa 1.

O examinador não deve fornecer as respostas, mesmo que o participante pergunte se acertou na escolha da figura. As respostas do participante são registradas na ficha de respostas da avaliação da linguagem compreensiva, conforme apresentado no item 'Registro das respostas da avaliação da linguagem compreensiva'.

Instruções para a aplicação da Fase II: tarefas 1, 2 e 3

Inicia-se com as seguintes instruções, referentes à tarefa 1:

> – Agora, você verá novamente um professor surdo sinalizando, mas DESTA VEZ ele fará mais sinais. Olhe com atenção, porque, depois, eu entregarei três figuras para você escolher/pegar a que é igual ao que você viu no computador ou na televisão.
> – Começou.

O examinador observa se o participante está com o olhar voltado para a tela do computador ou da televisão e apresenta as imagens da primeira tarefa. O participante assiste ao vídeo sinalizado pelo professor surdo. Em seguida apresentam-se três figuras para que o participante selecione a correspondente ao fato assistido.

**FICHAS PARA APLICAÇÃO
DAS TAREFAS DE AVALIAÇÃO**

As tarefas de avaliação são aplicadas após o participante ter compreendido as instruções do examinador. Dessa forma, o examinador poderá fornecer as instruções, lembrando ao participante que, novamente, ele deverá selecionar uma figura após as imagens apresentadas (Fases I e II) e selecionar as figuras pertencentes à história e eliminar as não pertencentes, organizando, em seguida, as fichas em sequência, conforme a ordem da história assistida (Fase III).

Nesta etapa, o examinador não fornece nenhum tipo de auxílio para a realização das tarefas. Além disso, as imagens não devem ser reapresentadas. A seguir, são apresentados materiais e as instruções para a aplicação das tarefas de avaliação.

Fichas utilizadas

Para a aplicação das tarefas de avaliação são utilizadas as seguintes fichas:

FASE I

TAREFA 1

a b c

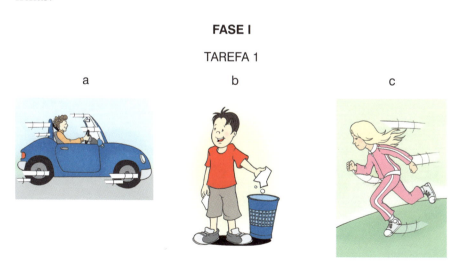

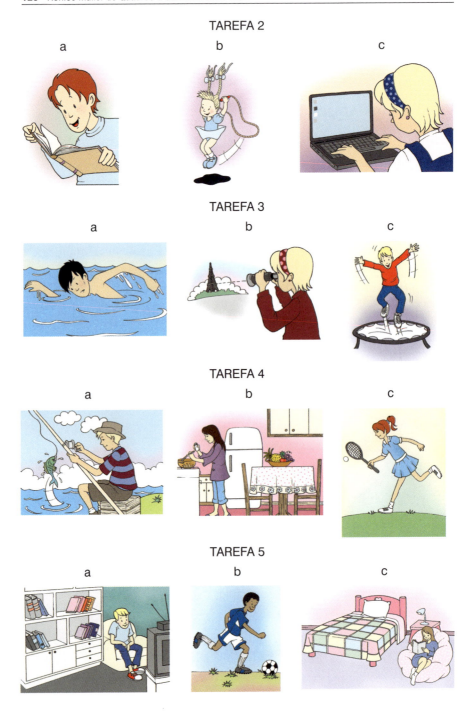

FASE II

TAREFA 1

a   b   c

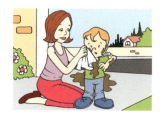 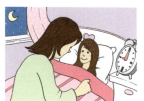

TAREFA 2

a   b   c

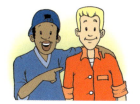 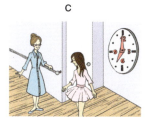

TAREFA 3

a   b   c

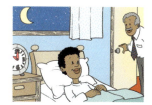 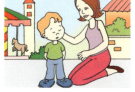 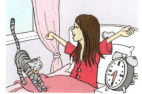 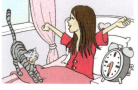 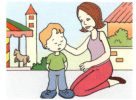 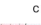

TAREFA 4

a   b   c

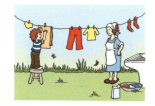 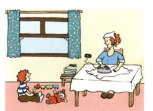 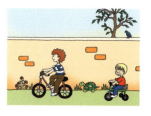

TAREFA 5

FASE III

TAREFA 1

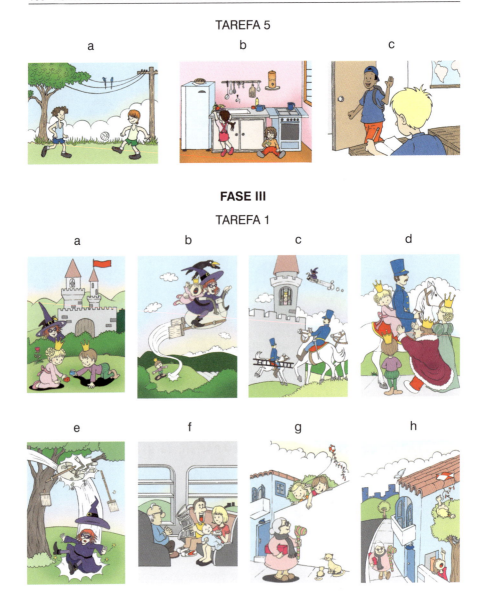

Instruções para a aplicação das Fases I e II: tarefas 1, 2, 3, 4 e 5

Inicia-se a aplicação da Fase I, tarefas 1, 2, 3, 4 e 5 e, logo em seguida, a aplicação da Fase II, tarefas 1, 2, 3, 4 e 5. Ao participante é fornecida a seguinte instrução:

– Você verá, novamente, o professor surdo sinalizando. Olhe com atenção, porque a imagem não será mostrada de novo. Depois, eu lhe entregarei três figuras. Você deve olhar para cada uma delas e escolher/pegar uma figura; aquela que for igual ao que você viu no computador ou na televisão, como você já fez anteriormente.
– você fará as escolhas sem auxílio, ou seja, sozinho. Eu observarei, mas não direi se está certo ou errado.
– Começou.

O examinador observa se o participante está com o olhar voltado para a tela do computador ou da televisão e apresenta as imagens da primeira tarefa. O participante assiste ao vídeo sinalizado pelo professor surdo. Em seguida, apresentam-se três figuras para que o participante selecione a correspondente ao fato assistido. Em relação à disposição de fichas, conforme orientado anteriormente, é muito importante que o examinador coloque-as uma ao lado da outra sobre a mesa, em frente ao participante.

Instruções para a aplicação da Fase III: Tarefa 1

O examinador fornece a seguinte instrução para a criança:

– Agora, o professor surdo sinalizará outra HIstória. Olhe com atenção. Depois eu lhe entregarei várias figuras. Você deve olhar para cada uma delas e escolher as que combinam com a história e retirar as figuras que não combinam. Depois, você colocará aquela que combinam com a HIstória na mesma ordem que o professor surdo sinalizou, como você já fez anteriormente.
– você fará as escolhas e organizará as fichas sem auxílio, ou seja, sozinho. Eu observarei, mas não direi se está certo ou errado.
– Começou.

O examinador observa se o participante está com o olhar voltado para a tela do computador ou da televisão e apresenta as imagens da primeira tarefa. O participante assiste a uma história sinalizada pelo professor surdo e, após, o examinador dispõe as oito figuras sobre a mesa, em ordem diferente da ordem em que a narração que foi apresentada, lembrando ao participante que ele deverá selecionar e organizar as figuras conforme a sinalização assistida:

> – Escolha as figuras que combinam com a história e coloque-as na mesma ordem/seqUência da história que você viu.

As respostas do participante são registradas na ficha de respostas da avaliação da linguagem compreensiva, conforme apresentado no item Registro das respostas da linguagem compreensiva.

Gabarito da avaliação da linguagem compreensiva

Tarefas de demonstração

Nas Fases I e II, a letra "b" em cada ficha representa a resposta correta.

Na Fase III, as letras "a", "b", "c", "d" e "e" representam as respostas corretas, e devem ser ordenadas nesta sequência apresentada.

Tarefas de avaliação

Nas Fases I e II, a letra "a" em cada ficha representa a resposta correta.

Na Fase III, as letras "a", "b", "c", "d" e "e" representam as respostas corretas e devem ser ordenadas nesta sequência.

Registro das respostas da avaliação da linguagem compreensiva

As respostas são registradas em uma ficha, como nos exemplos apresentados a seguir:

Língua de sinais **133**

INSTRUMENTO DE AVALIAÇÃO DA LÍNGUA DE SINAIS (IALS)

Ficha de respostas da avaliação da linguagem compreensiva

Nome:

Data de nascimento: 1º/07/1996

Idade: 8 anos e 8 meses

Série: 3ª

Examinador(a): Fga. Carina

Data: 10/03/05

Tarefas de demonstração		
Fase I	**Fase II**	**Fase III** Tarefa 1
Tarefa 1 (a) **(b)** (c) Tarefa 2 (a) **(b)** (c) Tarefa 3 (a) **(b)** (c)	Tarefa 1 (a) **(b)** (c) Tarefa 2 (a) **(b)** (c) Tarefa 3 (a) **(b)** (c)	**A - Seleção:** ( ) Excelente (X) Bom ( ) Insuficiente
Acertos: 100% (X) Excelente ( ) Bom ( ) Insuficiente	Acertos: 100% (X) Excelente ( ) Bom ( ) Insuficiente	**B - Ordem:** ( ) Excelente ( ) Bom (X) Insuficiente
Tarefas de avaliação		
Fase I	**Fase II**	**Fase III**
Tarefa 1 **(a)** (b) (c) Tarefa 2 **(a)** (b) (c) Tarefa 3 **(a)** (b) (c) Tarefa 4 **(a)** (b) (c) Tarefa 5 **(a)** (b) (c)	Tarefa 1 **(a)** (b) (c) Tarefa 2 **(a)** (b) (c) Tarefa 3 **(a)** (b) (c) Tarefa 4 **(a)** (b) (c) Tarefa 5 **(a)** (b) (c)	Tarefa 1 **A - Seleção:** (X) Excelente ( ) Bom ( ) Insuficiente **B - Ordem:**
Acertos: 100% (X) Excelente ( ) Bom ( ) Insuficiente	Acertos: 100% (X) Excelente ( ) Bom ( ) Insuficiente	(X) Excelente ( ) Bom ( ) Insuficiente

Respostas corretas em **negrito.**

Observações:

K. iniciou o processo de aquisição da linguagem com 1 anos e 8 meses, e o tempo de exposição na língua de sinais é de sete anos.

Nesta avaliação, demonstrou compreender as solicitações para realização das tarefas. Foi atenta e colaborativa durante toda a avaliação. Na FIII A, acrescentou uma figura (a ordem das figuras que pertenciam à história estava adequada).

Interpretação dos resultados:

Não sugere alterações na linguagem compreensiva.

Os resultados desta avaliação sugerem que K. apresenta compreensão adequada de sentenças com construções sintáticas simples e complexas de diferentes extensões na língua de sinais. No momento, nível de desenvolvimento na linguagem compreensiva esperado para o tempo de exposição linguística.

134 Ronice Müller de Quadros e Carina Rebello Cruz

INSTRUMENTO DE AVALIAÇÃO DA LÍNGUA DE SINAIS (IALS)
Ficha de respostas da avaliação da linguagem compreensiva

Nome: G
Data de nascimento: 08/11/1991

Idade: 13 anos e 5 meses
Série: 2ª

Examinador(a): Fga. Carina
Data: 07/04/05

Tarefas de demonstração		
Fase I	**Fase II**	**Fase III** Tarefa 1
Tarefa 1 (a) **(b)** (c) Tarefa 2 (a) **(b)** (c) Tarefa 3 (a) **(b)** (c)	Tarefa 1 (a) **(b)** (c) Tarefa 2 (a) **(b)** (c) Tarefa 3 (a) **(b)** (c)	**A - Seleção:** ( ) Excelente (X) Bom ( ) Insuficiente
Acertos: 100% (X) Excelente ( ) Bom ( ) Insuficiente	Acertos: 100% (X) Excelente ( ) Bom ( ) Insuficiente	**B - Ordem:** ( ) Excelente ( ) Bom (X) Insuficiente
Tarefas de avaliação		
Fase I	**Fase II**	**Fase III**
Tarefa 1 **(a)** (b) (c) Tarefa 2 **(a)** (b) (c) Tarefa 3 **(a)** (b) (c) Tarefa 4 **(a)** (b) (c) Tarefa 5 **(a)** (b) (c)	Tarefa 1 **(a)** (b) (c) Tarefa 2 **(a)** (b) (c) Tarefa 3 **(a)** (b) (c) Tarefa 4 **(a)** (b) (c) Tarefa 5 **(a)** (b) (c)	Tarefa 1 **A - Seleção:** (X) Excelente ( ) Bom ( ) Insuficiente **B - Ordem:** ( ) Excelente ( ) Bom (X) Insuficiente
Acertos: 100% (X) Excelente ( ) Bom ( ) Insuficiente	Acertos: 100% (X) Excelente ( ) Bom ( ) Insuficiente	

Respostas corretas em **negrito**.

Observações:

G. iniciou o processo de aquisição da linguagem, na língua de sinais, tardiamente, por volta dos 5 ou 6 anos. Está exposta à língua de sinais há cerca de sete ou oito anos. A professora refere que G. parece não compreender algumas perguntas simples na língua de sinais e também quando faz algumas explicações. Além disso, tem dificuldades em aprender conteúdos desenvolvidos em sala de aula.
Foi atenta e colaborativa durante a avaliação.
Durante a realização da tarefa de demonstração, na Fase III, a história foi reapresentada, pois as figuras foram dispostas em uma ordem aparentemente aleatória.

Interpretação dos resultados:

G. demonstrou dificuldade em compreender solicitações mais complexas e, consequentemente, em executar a tarefa solicitada. Houve melhora no desempenho durante a realização da tarefa de avaliação da Fase III, sugerindo que explicações adicionais e

Língua de sinais **135**

demonstrações podem ser necessárias. Assim, é indicado aos profissionais que trabalham com G., no contexto educacional e terapêutico, fornecer exemplos de como as atividades devem ser realizadas e, se possível, realizar a primeira atividade junto com ela. Possivelmente, somente as explicações da professora não sejam suficientes neste momento e, por isso, exemplos e materiais visuais podem contribuir para uma melhor compreensão das informações que estão sendo veiculadas.

Os resultados sugerem que G. apresenta dificuldades em processar informações linguísticas com maior extensão e complexidade sintática. Assim sendo, é necessário realizar um programa de estimulação que favoreça a melhora na compreensão de informações linguísticas extensas. É indicado que a intervenção/estimulação seja realizada por profissionais que atuam com G. em contexto educacional e terapêutico (fonoterapia na língua de sinais) e, se for possível, incluir os pais neste processo, convidando-os para participar de algumas sessões fonoaudiológicas e/ou orientando-os em relação a como proceder.

Assim, na ficha de respostas foi registrado o desempenho nas tarefas de avaliação da linguagem compreensiva. Os critérios utilizados para a pontuação são apresentados a seguir.

Em relação ao desempenho, nas *tarefas de demonstração* das Fases I e II, cada figura selecionada corretamente recebe um valor de 33,3%.

Assim, se o participante:

- acertar a seleção de figuras em três tarefas, atingirá o percentual de 100% de acerto. O conceito "excelente" é atribuído.
- acertar a seleção de figuras em duas tarefas, atingirá o percentual de 66% de acerto. O conceito "bom" é atribuído.
- acertar a seleção de figuras em uma tarefa, atingirá o percentual de 33% de acerto. O conceito "insuficiente" é atribuído.
- não acertar a seleção de figuras, atingirá o percentual de 0% de acerto. O conceito "insuficiente" é atribuído.

Se o percentual de acerto na Fase II for igual ou inferior a 33%, sugerimos que a Fase III não seja realizada, pois o nível de complexidade é muito superior ao que foi avaliado nessas fases.

A análise da tarefa de demonstração da Fase III é realizada em duas etapas: verifica-se, primeiramente, se o participante seleciona as figuras corretamente – Fase III A; após, se ele organiza as figuras conforme a sequência de fatos apresentada na narração sinalizada – Fase III B.

Assim, considerando a primeira etapa (Fase III A), se o participante:

- selecionar as cinco figuras pertencentes à história e eliminar as três não pertencentes, atingirá o percentual de 100% de acerto. O conceito "excelente" é atribuído.

- selecionar corretamente alguma figura pertencente a história e eliminar alguma não pertencente, atingirá 50 % de acerto (seleciona as figuras do início da história ou seleciona as figuras do final). O conceito "bom" é atribuído.
- selecionar as 8 figuras, atingirá 0% e acerto. O conceito "insuficiente" é atribuído.

Para a análise da segunda parte é necessário que o participante tenha selecionado as cinco figuras da história.

Assim, considerando a segunda etapa (Fase III B), se o participante:

- organizar as cinco figuras da história, atingirá o percentual de 100%. O conceito "excelente" é atribuído.
- organizar parcialmente as cinco figuras da história, atingirá o percentual de 50%. O conceito "bom" é atribuído.
- organizar incorretamente as cinco figuras, atingirá o percentual de 0%. O conceito "insuficiente" é atribuído.

Registram-se as respostas destas tarefas, pois é possível comparar o desempenho do participante antes e depois da demonstração das tarefas. No entanto, considera-se para a análise do desempenho as respostas das tarefas de avaliação, que são realizadas sem auxílio do examinador.

Em relação ao desempenho, nas *tarefas de avaliação* das Fases I e II, cada figura selecionada corretamente recebe um valor de 20%.

Assim, se o participante:

- acertar a seleção de figuras em cinco tarefas, atingirá o percentual dos 100% de acerto. O conceito "excelente" é atribuído.
- acertar a seleção de figuras em quatro tarefas, atingirá o percentual de 80% de acerto. O conceito "bom" é atribuído.
- acertar a seleção de figuras em três tarefas, atingirá o percentual de 60% de acerto. O conceito "insuficiente" é atribuído.
- acertar a seleção de figuras em duas tarefas, atingirá o percentual de 40% de acerto. O conceito "insuficiente" é atribuído.
- acertar a seleção de figuras em uma tarefa, atingirá o percentual de 20% de acerto. O conceito "insuficiente" é atribuído.
- não acertar a seleção de figuras em nenhuma tarefa, atingirá o percentual de 0% de acerto. O conceito "insuficiente" é atribuído.

Se o percentual de acerto nas Fases I e/ou II for igual ou inferior a 60%, sugerimos que a Fase III não seja realizada, pois o nível de complexidade é muito superior ao que foi avaliado nessas fases.

A análise da tarefa de demonstração da Fase III é realizada em duas etapas: verifica-se, primeiramente, se o participante seleciona as figuras corretamente – Fase III A; após, ele organiza as figuras conforme a sequência de fatos apresentada na narração sinalizada – Fase III B.

Assim, considerando a primeira etapa (Fase III A), se o participante:

- selecionar as cinco figuras pertencentes à história e eliminar as três não pertencentes, atingirá o percentual de 100% de acerto. O conceito "excelente" é atribuído.
- selecionar corretamente alguma figura pertencente à história e eliminar alguma não pertencente, atingirá 50% de acerto (seleciona as figuras do início da história ou seleciona as figuras do final). O conceito "bom" é atribuído.
- selecionar as oito figuras, atingirá 0% de acerto. O conceito "insuficiente" é atribuído.

Para a análise da segunda parte, é necessário que o participante tenha selecionado as cinco figuras da história. Assim, considerando a segunda etapa (Fase III B), se o participante:

- organizar as cinco figuras da história, atingirá o percentual de 100%. O conceito "excelente" é atribuído.
- organizar parcialmente as cinco figuras da história, atingirá o percentual de 50%. O conceito "bom" é atribuído.
- organizar incorretamente as cinco figuras, atingirá o percentual de 0%. O conceito "insuficiente" é atribuído.

No espaço "Observações", registram-se informações sobre:

- a participação do participante durante a avaliação;
- a atenção;
- o interesse;
- dificuldades apresentadas;
- comentários realizados;
- a necessidade ou não de realizar as tarefas com auxílio ou demonstração;
- a compreensão que demonstrou em relação às solicitações do examinador.

No espaço "Interpretação dos resultados" pode-se comentar sobre:

- o nível de compreensão que o participante apresentou na avaliação (sentenças simples com um ou dois participantes);

- desempenho, sugerindo estar ou não adequado à faixa etária;
- a indicação ou não de estimulação na área da linguagem;
- necessidade de reavaliação após determinado período de estimulação na área da linguagem.

Análise das respostas da avaliação da linguagem compreensiva

Após o registro das respostas na ficha de respostas da avaliação da linguagem compreensiva, o desempenho é analisado conforme a quantidade de acertos que serão expressos em porcentagens ou conceitos.

A análise do desempenho será realizada de diferentes formas, pois será considerado se o participante iniciou a aquisição precoce (até 4 anos e 6 meses) ou tardiamente (4 anos e 6 meses).

Critérios utilizados para análise do desempenho da linguagem compreensiva em crianças com aquisição precoce

Para esta análise, consideraremos os resultados obtidos no estudo experimental realizado com 40 participantes com aquisição precoce na língua de sinais (Grupo A), ou seja, até 4 anos e 6 meses.

No estudo experimental apresentado no Capítulo 2, foi constatado que o desempenho na linguagem compreensiva das crianças evoluiu conforme o tempo de exposição na língua de sinais. O aumento no tempo de exposição linguística influenciou o desempenho dos participantes, pois houve maior quantidade de acerto nas tarefas das três fases deste instrumento. No estudo referido, o desempenho foi expresso em porcentagem e também foi classificado em "excelente", "bom" e "insuficiente", como pode ser visualizado novamente nos gráficos a seguir:

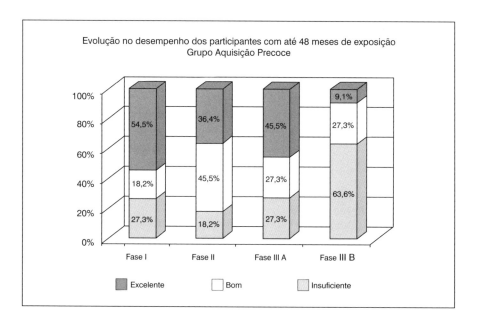

Evolução no desempenho dos participantes com até 48 meses de exposição
Grupo Aquisição Precoce

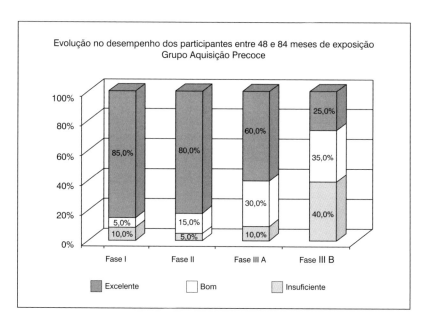

Evolução no desempenho dos participantes entre 48 e 84 meses de exposição
Grupo Aquisição Precoce

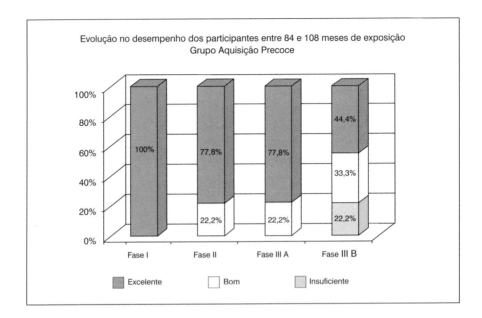
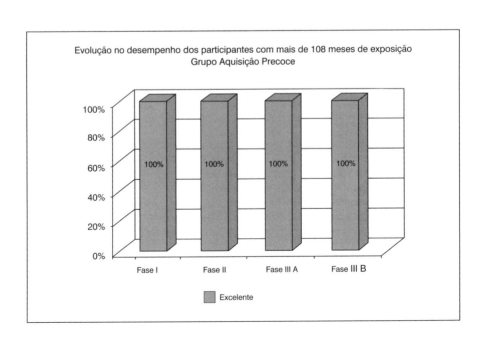

Consideramos as tarefas de avaliação para análise do desempenho, pois as tarefas de demonstração são realizadas com auxílio do examinador. No entanto, o registro do desempenho nas tarefas de demonstração deve ser feito e servirá como comparativo no término da avaliação para o examinador verificar se o participante demonstrou boa compreensão das solicitações ou não, ou seja, se foi necessário realizar demonstração das tarefas, explicações complementares ou reapresentações das imagens para que a tarefa fosse compreendida. A observação desses aspectos e o registro dessas informações podem sugerir se o participante compreende ou não solicitações com diferentes níveis de complexidade, como as solicitações simples fornecidas nas Fases I e II e/ou complexas, fornecidas na Fase III.

Um dos critérios para análise do desempenho nas tarefas de avaliação foi considerar como esperado o desempenho correspondente à maioria dos informantes.

Foi estabelecido que, se a maioria dos informantes, no mínimo 60%, de um determinado período de exposição apresentasse determinado desempenho, este poderia ser esperado para determinado período de exposição. Assim, quando 60% ou mais dos informantes atingiram, um determinado desempenho ("excelente", "bom" ou "insuficiente"), em seu período de exposição linguística, foi considerado como um desempenho esperado.

Quando o índice não atingiu o percentual previamente estabelecido (60%), o percentual mais alto da fase, que corresponde a um determinado desempenho, foi somado, ao percentual imediatamente superior e/ou inferior, o maior; sendo determinada dessa forma a faixa de desempenho esperada.

Análise do desempenho da linguagem compreensiva em crianças com aquisição precoce

A seguir, a tabela de referência para análise do desempenho nas tarefas de avaliação.

Desempenho esperado, na linguagem compreensiva, para crianças com aquisição precoce da linguagem na língua de sinais, considerando o tempo de exposição (TE) na língua de sinais.

TE Fases	<4	>4 <7	>7 < 9	>9
Fase I	80% – 100% Bom – excelente	100% Excelente	100% Excelente	100% Excelente
Fase II	80% – 100% Bom – excelente	100% Excelente	100% Excelente	100% Excelente
Fase III A	50% - 100% (seleciona parcialmente ou seleciona corretamente) Bom – excelente	100% (seleciona corretamente) Excelente	100% (seleciona corretamente) Excelente	100% (seleciona corretamente) Excelente
Fase III B	0% (não organiza) Insuficiente	0% - 50% (não organiza ou organiza parcialmente) Insuficiente – Bom	50% -100% (Organiza parcialmente ou organiza corretamente) Bom – Excelente	100% (Organiza corretamente) Excelente

TE: Tempo de exposição em anos.

A tabela tem a função de servir de referência para o examinador analisar se o desempenho da criança avaliada (com aquisição precoce) é esperado ou não, ou seja, se o nível de compreensão sugere estar adequado ao tempo de exposição à língua de sinais ou se sugere um atraso no processo de aquisição da linguagem compreensiva.

Dessa forma, o examinador ao avaliar uma criança com aquisição precoce deve considerar, em cada fase, o tempo de exposição à língua de sinais e o resultado da avaliação da linguagem compreensiva.

O tempo de exposição à língua de sinais é calculado subtraindo-se a idade da criança do tempo que ela começou a adquirir a língua. Por exemplo:

Uma criança com 7 anos, que iniciou a aquisição da linguagem na língua de sinais aos 4 anos, está exposta à língua de sinais durante 3 anos (7 – 4 = 3). O desempenho esperado pode ser visualizado na coluna <4 da tabela. O desempenho da criança é comparado com as informações da tabela. O desempenho inferior ao que mostra a tabela indica atraso na linguagem compreensiva. Sendo constatado o atraso, é possível identificar o nível de desenvolvimento linguístico, ou seja, se há dificuldades em nível de compreensão de sentenças simples, complexas ou complexas e extensas, como será apresentado no item 'Identificação do nível de desenvolvimento da linguagem compreensiva em participantes com aquisição precoce e tardia.

Análise do desempenho da linguagem compreensiva em participantes com aquisição tardia

Os participantes com aquisição tardia (após 4 anos e 6 meses) apresentam atraso no processo de aquisição nos primeiros anos de exposição, geralmente devido a privação linguística na língua de sinais.

Em nosso estudo, foi constatado que alguns participantes com aquisição tardia conseguiram recuperar o atraso linguístico na linguagem compreensiva, enquanto outros não. Este instrumento poderá ser utilizado para identificar em qual estágio ou nível de desenvolvimento da linguagem compreensiva o participante se encontra.

O desempenho do participante com aquisição tardia é registrado da mesma forma descrita para crianças com aquisição precoce; no entanto, o desempenho não será comparado com a tabela, pois ela mostra um desempenho esperado para crianças com aquisição precoce que podem ter, como qualquer criança, atraso no processo de aquisição, mas será possível identificar o nível de desenvolvimento como será apresentado na próxima seção.

Identificação do nível de desenvolvimento da linguagem compreensiva em participantes com aquisição precoce e tardia

Após os resultados serem registrados na ficha de avaliação da linguagem compreensiva, a quantidade de acerto em cada fase (que apresenta níveis de complexidade diferentes) possibilita ao examinador identificar o nível de desenvolvimento linguístico, ou seja, se o participante demonstra ou não compreender:

- sentenças com estrutura sintática simples, como as da Fase I, compostas por participante-verbo-objeto. Nessa fase, os sinais são produzidos normalmente em espaço *token*. Avalia-se, principalmente, a compreensão do vocabulário e de sentenças com apenas um participante (sinalização com uma referência no espaço).
- sentenças mais extensas, além de vocabulário mais diversificado. Nessa fase, a estrutura sintática é mais complexa. As sentenças são compostas por dois participantes (sinalização com duas referências no espaço). Há uma variação maior no uso dos tipos de espaço, o sinalizante utiliza tanto o espaço *token* como o espaço subrogado, embora a ênfase ainda seja ao espaço *token*. Nessa fase, avalia-se, principalmente, se há maior conhecimento do vocabulário e se a sintaxe espacial está sendo adquirida pelo participante.
- sentenças extensas e com complexidade sintática significativa, além de vocabulário amplo. Nessa fase, são produzidas sentenças

encaixadas, coordenadas e sentenças relativas. Há aumento na quantidade de ações e variação de participantes sentenciais e, consequentemente, de referências no espaço. São usados espaços *token* e espaços subrogados de forma sistemática. Avalia-se o processamento de informações linguísticas discursivas complexas, que são demonstradas por meio da seleção de figuras que pertencem a uma história sinalizada e através da organização das figuras selecionadas conforme apresentado no texto em sinais.

LINGUAGEM EXPRESSIVA

Conforme apresentado no Capítulo 2, a avaliação da linguagem expressiva é realizada em uma etapa, ou seja, não há tarefa de demonstração, e é composta de uma tarefa.

Na avaliação da linguagem expressiva, o participante assiste duas vezes a um recorte de um desenho animado (*Tom & Jerry*), com duração de 1'10", e narra a história para alguém que não assistiu ao desenho.

As instruções sobre a tarefa são fornecidas ao participante antes de sua realização, e a produção do participante é filmada para posterior análise.

Seleção e organização do material para aplicação da tarefa para avaliação da linguagem expressiva

O material utilizado nesta avaliação é o seguinte:

- DVD com a gravação do desenho animado;
- computador ou televisão e aparelho de DVD;
- filmadora;
- ficha de respostas da avaliação da linguagem expressiva.

Aplicação da tarefa

A seguir, é sugerida a forma de instruir o participante para a realização desta tarefa, visando auxiliar na aplicação do IALS. No entanto, como alertado anteriormente, pode ser necessário que as instruções sejam produzidas com vocabulário mais simplificado e/ou que durante a explicação algumas informações sejam reforçadas e repetidas, principalmente se o participante em avaliação demonstrar dificuldades na compreensão e/ou esteja em período inicial do processo de aquisição da lin-

Língua de sinais **145**

guagem. Dessa forma, o examinador deve observar as reações do participante e adequar o nível linguístico para ser compreendido.

Além disso, para a realização desta avaliação, é necessária a participação de um adulto fluente na língua de sinais, ou seja, um colaborador. O examinador necessita combinar previamente com o colaborador e dar as instruções sobre a sua participação na avaliação.

O colaborador tem uma função muito importante: assistir à narração do participante para que ele possa expressar de forma completa seu entendimento. No entanto, o colaborador não deve fazer perguntas ou comentários sobre a história nem sobre a narração. É fundamental que o colaborador assista à narração, demonstrando atenção e interesse, independentemente do desempenho do participante.

No término da narração, o examinador valoriza a participação do participante agradecendo-lhe por narrar a história. Além disso, pode-se comentar que foi agradável assistir à narração.

Instruções:

– Você assistirá a um desenho animado no computador/ televisão. Quando a história terminar, nós vamos assistir ao desenho mais uma vez. Depois eu chamarei o _____ (faz-se o sinal do colaborador) e você vai contar a história para ele. É muito importante que você preste atenção, porque o _____ (faz-se o sinal do colaborador) não vai ver o desenho, você é que vai contar para ele o que assistiu. Enquanto você conta a história, eu vou filmar você sinalizando. Quando você terminar de contar a história nós podemos ver a filmagem.

– Vamos começar?

O desenho animado é apresentado pela primeira vez.

O examinador assiste ao desenho junto com o participante, mas deve observar discretamente se o participante está olhando para a tela onde o desenho está sendo apresentado. Assim, se o participante desviar a atenção ou o olhar, o examinador deve solicitar que ele olhe para o desenho que está sendo apresentado.

Se o participante interromper a apresentação com perguntas ou comentários, o examinador solicita que aguarde o final do desenho para expressar-se.

Quando a primeira apresentação terminar, o examinador poderá perguntar ao participante se ele entendeu a história, se sabe contar o que as-

146 Ronice Müller de Quadros e Carina Rebello Cruz

sistiu; então, avisa que a história será novamente apresentada. Reforça-se a importância de assistir novamente com atenção, pois o participante deverá narrar o que assistiu.

As seguintes instruções são sugeridas:

> – Então, você gostou da história? É uma história legal?
> – Entendeu a história? Está claro?
> –Podemos ver de novo o desenho? Vamos? Depois você vai contar para o _____ (faz-se o sinal do colaborador) o que você assistiu. Assim fica mais fácil lembrar-se do que acontece na história . Ok?

O desenho animado é apresentado pela segunda vez.

Ao término do desenho, o examinador chama o colaborador e, novamente, instrui o participante:

> – Agora você contará a história ao _____ (faz-se o sinal do colaborador). Ele não sabe o que aconteceu no desenho, mas você sabe. Você pode começar a contar.

O colaborador e o examinador veem a narração como espectadores.

Esta avaliação prioriza a produção espontânea da linguagem expressiva e, portanto, o examinador e o colaborador assistem à narração sem realizar perguntas nem fazer comentários que auxiliem o participante a lembrar ou a narrar a história. Quando o participante terminar a narração, o examinador solicita que o participante realize seu sinal, soletre seu nome no alfabeto manual, diga sua idade e sua série. A participação do colaborador é agradecida pelo examinador e, se o participante desejar, poderá assistir à sua filmagem.[3]

Registro das respostas da avaliação da linguagem expressiva

A narração na língua de sinais de uma história do desenho previamente assistido pelo participante é analisada em relação à forma (produção das unidades mínimas que formam os sinais, uso do vocabulário e da sintaxe) e em relação ao conteúdo (informações relacionadas à história

---

3 Todos os participantes demonstraram interesse em assistir à sua narração filmada. Durante a pesquisa, todos os participantes assistiram às suas filmagens. Foram observados os comentários feitos enquanto assistiam às imagens. Alguns participantes ficaram mais satisfeitos com a narração do que outros. Outros perceberam que algum fato foi esquecido ou fizeram comentários sobre algo que foi interessante.

que o participante consegue relatar). A avaliação da linguagem expressiva é descritiva; no entanto, o examinador considerará, principalmente, os seguintes níveis e aspectos linguísticos em sua análise:

Nível fonológico

Nesse nível, analisamos como os sinais são produzidos, ou seja, as unidades mínimas ou os parâmetros que compõem o sinal, a saber:
- Configuração de mão (CM)
- Movimento (M)
- Locação (L)
- Orientação manual (Or)
- Expressões não manuais (ENM)

Nível semântico

Nesse nível, registra-se se o significado do vocabulário e das sentenças produzidas está de acordo com a narração assistida. Em relação a este nível de análise, o foco está na coerência, ou seja, nas unidades de sentido produzidas pela criança e na sua relação com o texto motivador (o trecho do desenho animado ao qual ela assistiu).

O vocabulário poderá ser classificado com os seguintes conceitos:
- Pobre (sinais isolados)
- Simples (há formação de oração – dois a três sinais)
- Bom (adequado e permite a explicação de fatos da história)
- Muito bom (vocabulário adequado e possibilita a narração de detalhes da história)

Nível morfológico

Identificam-se e registram-se as classes dos sinais produzidas pela criança (substantivos, verbos, advérbios, conjunções). Além disso, é observada a utilização da flexão verbal.

Nível sintático

Nesse nível a estrutura das sentenças produzidas é analisada. Registra-se se o participante utiliza a ordem de sinais conforme é permitido na língua brasileira de sinais e se utiliza a sintaxe espacial (referências no espaço – movimentos de ombros, posicionamento do corpo, localização com o olhar ou marcação de pontos no espaço). Registra-se "sim" ou "não" para o uso de referências no espaço.

Classificadores (CLs)

Segundo Quadros e Karnopp (2004), os classificadores são, geralmente, usados para especificar o movimento e a posição de objetos ou para descrever o tamanho ou a forma de objetos. Os sinais que utilizam classificadores são considerados como léxico nativo, mas formam outro componente no léxico das línguas de sinais, pois essas formações podem violar restrições formacionais do núcleo lexical. Nestes, a configuração da mão, o movimento e a locação podem especificar qualidades de um referente. Registra-se se há emprego constante, inconstante ou se não há emprego de classificadores.

Organização dos fatos

Registra-se se a narração apresentou ou não a mesma ordem de fatos do desenho assistido, ou seja, se na narração a sequência lógica foi mantida. Os conceitos utilizados para o registro são "sim" (a ordem dos fatos foi mantida), "não" (a ordem dos fatos não foi mantida) ou "inconsistente" (a ordem dos fatos foi mantida em parte).

Quantidade de fatos

A quantidade de fatos narrados (aproximada) é avaliada e, conforme a quantidade, pode ser conceituada da seguinte forma:

- Pobre (3 fatos ou menos)
- Simples (4 a 7 fatos)
- Bom (8 a 11 fatos)
- Muito bom (12 a 15 fatos)

A quantidade de fatos pode ser contabilizada considerando a lista abaixo, previamente organizada pelas autoras e utilizada no estudo experimental.

1. O gato fez uma armadilha. Colocou um queijo em frente à toca do rato e se escondeu atrás de uma caixa com uma espingarda.
2. O rato estava atrás da porta, viu a armadilha preparada pelo gato e ficou irritado.
3. O rato fez um sanduíche com a mão do homem que dormia sentado na cadeira, e que estava com a mão sobre a mesa.
4. O rato tocou um triângulo.
5. O gato ouviu o som do triângulo e mordeu o sanduíche preparado pelo rato.

Língua de sinais **149**

6. O homem saltou da cadeira e o gato também saltou. O gato caiu sentado no chão.
7. O gato fugiu dos tiros que o homem disparou.
8. O gato se escondeu atrás de uma árvore e fez uma careta.
9. Com uma concha, o gato serviu a água que estava em um balde e bebeu. A água saiu pela barriga, através dos buracos de balas de tiros que o atingiram.
10. O rato caminhava segurando um pão.
11. O gato, ao vê-lo, começou a persegui-lo.
12. O rato correu rapidamente e colocou o rabo de algum animal dentro do pão.
13. O gato viu o sanduíche e o mordeu.
14. O rabo de um touro estava dentro do pão que o gato mordeu. Com a dor da mordida, o touro correu e, com o rabo, atirou o gato longe.
15. O gato caiu sentado na ponta de um banco que virou. Um balde caiu na cabeça do gato.

Seguem dois exemplos de registro da avaliação da linguagem expressiva:

INSTRUMENTO DE AVALIAÇÃO DA LÍNGUA DE SINAIS (IALS)

Ficha de respostas da avaliação da linguagem expressiva

Nome: K.   **Data de nascimento: 1º/07/1996**

Idade: 8 anos   **Série: 3ª**

Examinador(a): Fga. Carina   **Data: 10/03/05**

Transcrição da narração:

RATO VER GATO... RATO VER... ESQUECER... DE NOVO! RATO VOLTAR VER GATO. IDEIA. GATO COLOCAR ARMA. (Explica o que o gato havia feito e usa o CL para arma.) OUVIR GATO. RATO FAZER BARULHO. HOMEM DOER MÃO. GATO MORDER MÃO. ARMA-ATIRAR. (Referência corporal indicando que o homem atirou e CL para arma.) BARRRIGA GATO. ESCONDER BEBER ÁGUA BARRIGA. (CL de água saindo pela barriga.) RATO CORRER PÃO. (Com CL de segurar o pão.) GATO BRABO VER. BOI BRABO. IR BATER. (Usa CL balde na cabeça.)

Tradução da narração:

O rato viu o gato... O rato viu... Esqueci. De novo! O rato voltou e viu o gato. O gato tinha colocado uma arma. O gato ouviu o rato fazer barulho. O homem sente dor na mão. O gato mordeu a mão. Ele atira na barriga do gato. O gato se esconde e bebe água que sai pela barriga. O rato corre segurando um pão. O gato brabo vê o rato. O boi está brabo. Vai e bate "objeto" na cabeça.

150 Ronice Müller de Quadros e Carina Rebello Cruz

Aspectos fonológicos (adequado/ inadequado)	Vocabulário (aspectos semânticos e morfológicos)	CLs (sim/não/ inconstante)	Referências no espaço (sim/não)	Sequência lógica (sim/não/ inconsistente)	Quantidade de fatos
Excelente produção de sinais. Não houve mudanças nos parâmetros durante a produção.	Vocabulário adequado. Faz uso de substantivos, verbos e adjetivos.	Sim e adequadamente.	Sim, de forma inconsistente. Usa posicionamento do corpo no espaço.	Sim.	9 (bom)

Observações:

K. iniciou o processo de aquisição da linguagem com 1 ano e 8 meses, e o tempo de exposição na língua de sinais é de sete anos.
Atenta e colaborativa durante a avaliação.

Interpretação dos resultados:

K. apresentou desempenho superior ao das crianças com mesmo período de exposição linguística. Sua narração foi descritiva e inteligível com adequado vocabulário e adequada produção dos sinais utilizados. Narrou a história com sequência lógica e usou classificadores. Sugere bom desenvolvimento na produção de sentenças, sendo que está adquirindo alguns aspectos da sintaxe. É possível observar que, em algumas partes da história, seria necessário o uso de alguns elementos, como o sinal "porque", como em: "O homem sente dor na mão. O gato mordeu a mão". Além disso, o participante em alguns momentos foi omitido. Possivelmente isso ocorra devido ao uso inconsistente das referências no espaço (ainda não utiliza o apontamento para indicar que um determinado participante praticou uma ação), mas já faz uso do espaço (posicionamento do corpo), em alguns momentos, para indicar o participante. Ainda não refere todos os fatos da história nem produz sentenças muito extensas, mas isso é esperado para seu período de exposição linguística.

INSTRUMENTO DE AVALIAÇÃO DA LÍNGUA DE SINAIS (IALS)

Ficha de respostas da avaliação da linguagem expressiva

Nome: G.   **Data de nascimento: 08/11/1991**

Idade: 13 anos e 5 meses   **Série: 2ª**

Examinador(a): Fga. Carina   **Data: 07/04/05**

Transcrição da narração:

RATO CAMINHAR. PÃO MORDER. BOI. SANDUÍCHE MÃE BRABA. FUGIU. ARMA-ATIRAR (usa CL para arma). RÁPIDO. VER RATO CAMINHAR. VER. MORDER RABO, BOI BRABO. BOI CORRER. BOI BRABO. PULAR, ASSUTAR, IR EMBORA.

Língua de sinais **151**

Tradução da narração:

O rato estava caminhando. (Alguém) morde o pão. Boi. Sanduíche. A mãe fica braba. (Alguém) foge. (Alguém) atira com arma. Rápido. (Alguém) vê o rato caminhar. (Alguém) vê (algo). (Alguém) morde o rabo do boi que fica brabo. O boi corre. (Alguém) pula e se assusta e vai embora.

Aspectos fonológicos (adequado/ inadequado)	Vocabulário (aspectos semânticos e morfológicos)	CLs (sim/não/ inconstante)	Referências no espaço (sim/não)	Sequência lógica (sim/não/ inconsistente)	Quantidade de fatos
Realizou a produção dos sinais adequadamente.	Vocabulário simples (substantivos, verbos, advérbio, adjetivo) possibilitando construções de orações com até 4 elementos.	Inconstante.	Não utiliza marcações sintáticas com olhar, corpo ou apontamento	Não.	4 (pobre)

Observações:

G. iniciou o processo de aquisição da linguagem, na língua de sinais, tardiamente, por volta dos 5 ou 6 anos, e está exposta a língua de sinais em torno dos 7 ou oito anos.
Atenta e colaborativa durante a avaliação.

Interpretação dos resultados:

Linguagem expressiva alterada. G. narrou a história assistida de forma muito fragmentada. Os fatos não foram apresentados em sequência, tornando a história sem coerência. Utilizou alguns participantes, porém, frequentemente, estes foram omitidos. O vocabulário foi adequado, porém empobrecido. A produção dos sinais foi adequada, assim como o uso dos poucos classificadores.

Faz-se necessário realizar a estimulação linguística para favorecer a melhora na compreensão (conforme avaliação anterior) e na produção. Vários aspectos podem ser trabalhados, como: vocabulário, construções sintáticas licenciadas em Libras (inicialmente simples e gradativamente sendo aumentada a complexidade), uso de referências (corpo, olhar e apontamento) relacionando o participante com a ação, o uso de classificadores e até mesmo a organização das informações (sequência adequada).

Sugere-se intervenção/estimulação por profissionais que possam contribui no processo de aquisição da linguagem e por pais, se possível.

Análise das respostas

Critérios utilizados para análise do desempenho da linguagem expressiva em crianças com aquisição precoce

Para esta análise, consideraremos os resultados obtidos no estudo experimental feito com 40 informantes com aquisição precoce na língua de sinais (Grupo A), ou seja, até 4 anos e 6 meses. No estudo, foi constatado que o desempenho na linguagem expressiva das crianças evoluiu conforme o tempo de exposição à língua de sinais. Em cada tempo de exposição, constatou-se a melhora no desempenho em cada um dos aspectos da linguagem expressiva que foi avaliado (vocabulário, referências no espaço, classificadores, organização de fatos e quantidade de fatos). Os gráficos podem ser visualizados no Capítulo 2.

Para a análise do desempenho na tarefa de avaliação da linguagem expressiva, foi considerado como esperado o desempenho correspondente à maioria dos informantes em cada aspecto avaliado.

Para determinar um desempenho esperado, a saber: quando 60% dos informantes atingiram um determinado desempenho ("excelente", "bom" ou "insuficiente") em seu período de exposição linguística, este foi considerado um desempenho esperado.

Quando o índice não atingiu o percentual previamente estabelecido (60%), o percentual mais alto da fase, que corresponde a um determinado desempenho, foi somado com o percentual imediatamente superior ou inferior; o maior. Sendo determinada, dessa forma, a faixa de desempenho esperada.

Análise do desempenho da linguagem expressiva em crianças com aquisição precoce

A seguir, a tabela de referência para análise do desempenho nas tarefas de avaliação:

Desempenho esperado na linguagem expressiva para crianças com aquisição precoce da linguagem na língua de sinais, considerando o tempo de exposição (TE) na língua de sinais.

Aspectos avaliados / TE	Vocabulário	CL	Referências no espaço	Sequencia lógica	Quantidade de fatos
< 4	Pobre ou simples	Não	Não	Não	Simples
>4 <7	Simples	Não	Não	Sim	Simples
>7<9	Simples ou bom	Inconsistente	Não	Sim	Bom
>9	Bom ou muito bom	Sim	Sim	Sim	Muito bom

TE: Tempo de exposição em anos.

Categorias utilizadas para análise do desempenho:

- Vocabulário: pobre (sinais isolados), simples (houve formação de oração – dois a três sinais), bom (adequado e permitia explicação de fatos da história), muito bom (vocabulário adequado que permitia narrar detalhes da história).
- Classificadores (CL): não, sim ou inconsistente.
- Referências no espaço: sim ou não.
- Sequencia lógica: sim, não ou inconsistente.
- Quantidade de fatos: pobre (0 a 3 fatos), simples (4 a 7 fatos), bom (8 a 11 fatos) muito bom (12 a 15 fatos).

A tabela anterior serve como referência para que o examinador analise se o desempenho da criança com aquisição precoce é esperado ou não, ou seja, se sugere estar adequado ou se sugere um atraso no processo de aquisição da linguagem.

Dessa forma, o examinador, ao avaliar uma criança com aquisição precoce, deve considerar o tempo de exposição à língua de sinais e o resultado da avaliação da linguagem expressiva em cada aspecto avaliado, comparando com as informações da tabela apresentada.

O tempo de exposição à língua de sinais é calculado subtraindo-se a idade da criança do tempo que ela começou a adquirir a língua, conforme exposto anteriormente.

Análise do desempenho da linguagem expressiva em participantes com aquisição tardia

Conforme já visto, os participantes com aquisição tardia (após 4 anos e 6 meses) apresentam atraso no processo de aquisição nos primeiros anos de exposição, geralmente devido a privação linguística na língua de sinais, sendo que, no estudo experimental apresentado, foi constatado que alguns participantes recuperaram o atraso linguístico na linguagem expressiva, enquanto outros permaneceram com dificuldades na produção.

O desempenho do participante com aquisição tardia é registrado da mesma forma que a descrição para crianças com aquisição precoce; no entanto, o desempenho não será comparado com a tabela, pois ela mostra um desempenho esperado para crianças com aquisição precoce.

No entanto, sendo uma avaliação formal, mas descritiva (formativa), é possível utilizar os parâmetros apresentados no item 'Registro das respostas da avaliação da linguagem expressiva para descrever o desempenho do participante e analisar se há algum aspecto linguístico que não está adequado, sendo indicada alguma intervenção específica para melhora linguística.

Considerações finais sobre a análise
do desempenho no instrumento

Conforme apresentado no estudo experimental, as crianças com aquisição precoce (até 4 anos e 6 meses) conseguiram realizar adequadamente o instrumento até seus 8 e 9 anos. Assim sendo, os participantes com aquisição *precoce* que apresentarem adequado desempenho nas tarefas da linguagem compreensiva e expressiva com idade até 9 anos não sugerem alterações até o período avaliado.

No entanto, se for necessário avaliar a linguagem compreensiva e/ou expressiva de participantes com aquisição precoce, com mais de 9 anos e que já tenham "gabaritado" este instrumento, sugerimos que outros instrumentos sejam aplicados, pois após os 9 anos a criança permanece em processo de aquisição da linguagem e, sendo esse processo de aquisição da linguagem dinâmico e contínuo, outras avaliações em aspectos específicos da linguagem poderão ser necessárias para esses participantes.

Ao ser constatado atraso no processo de aquisição da linguagem compreensiva e/ou expressiva, sugere-se que o participante receba estimulação linguística, conforme abordado no Capítulo 3.

A análise dos resultados da avaliação visa auxiliar o profissional que está envolvido com o processo de aquisição da linguagem do participante a criar estratégias para estimulação, além de permitir que próprio profissional estabeleça uma comunicação melhor com o participante, favorecendo as trocas comunicativas e a evolução no processo de aquisição da linguagem do participante.

Se o participante não apresentar atraso na linguagem, mas apresentar dificuldades na aprendizagem de conteúdos escolares, sugere-se que outras investigações sejam feitas, como, por exemplo, na área emocional e pedagógica, analisando o porquê de o participante ter dificuldades em aprender determinados conteúdos, além de verificar a metodologia de ensino e/ou se o profissional está se comunicando na língua de sinais de forma adequada.

Referências

AIMARD, P. *O surgimento da linguagem na criança*. Porto Alegre. Artmed. 1998.

BELLUGI, U.; KLIMA, E. *The roots of language in the sign talk of the deaf*. Psychology Today. 1972.

BICKERTON, D. Pidgins and Language Mixture. In: *Creole genesis, attitudes and discourse,* Rickford, John R. and Suzanne Romaine (eds.). John Benjamins.1999.

BOONE, D. R.; MACFARLANE, S. C. *A voz e a terapia vocal*. Porto Alegre: Artmed. 1994.

CHOMSKY, N. *Aspects of the theory of syntax*. The MIT Press, Cambridge, MA. 1965.

CHOMSKY, N. *Lectures in Government and Binding*. Foris, Dordrecht. 1981.

CHOMSKY, N. *The Minimalist Program*. MIT Press. Cambridge. 1995.

CHOMSKY, N.; LASNIK, H. Principles and parameters theory. In: *Syntax*: An International Handbook of Contemporary Research. Walter de Gruyter. Berlin. 1993.

COLL, C.; PALÁCIOS, J.; MARCHESI, Á. *Desenvolvimento psicológico e educação- necessidades educativas especiais e aprendizagem*. Porto Alegre: Artmed. 1995.

CUMMINS, J. Em www.iteachilearn.com/cummins Acessado em julho/2003.

CUMMINS, J. *Language, power, and pedagogy*: Bilingual children in the crossfire. Clevedon, England: Multilingual Matters. 2000.

FERREIRA BRITO, L. *Integração social & educação de surdos*. Babel Editora. Rio de Janeiro. 1993.

FELIPE, T. *A coesão textual em narrativas pessoais na LSCB*. Monografia de conclusão da História da Análise do Discurso do curso de doutorado em Lingüística. UFRJ. 1992.

FELIPE, T. Por uma tipologia dos verbos na LSCB. *Anais do VII Encontro Nacional da ANPOLL*. Gôiania. [s.n.] 1993. (726-743).

FERREIRA-BRITO, L. *Por uma gramática das línguas de sinais*. Tempo Brasileiro. UFRJ. Rio de Janeiro. 1995.

FERREIRA BRITO, L. Comparação de Aspectos Lingüísticos da LSCB e do português. Conferência apresentada no *II Encontro Nacional de Pais e Amigos de Surdos*. Porto Alegre. 27 a 29 de novembro de 1986.

GOLDIN-MEADOW, S. *The resilience of language:* what gesture creation in deaf children can tell us about how all children learn language. New York: Psychology Press, 2003.

158 Referências

GROSJEAN, F. *Life with two languages:* an introduction to bilingualism. Harvard University Press. Cambriedge, Massachussets. 1982.

ITARD, J. M. G. *The wild boy of Aveyron*, trans. G. Humphrey and M. Humphrey. New York: Century. 1932.

JOHNSON, J. S.; NEWPORT, E. L. *Critical period effects in second language learning:* The influence of maturational state on the acquisition of English as a second language. Cognitive Psychology, 21, 60-99. 1989.

KARNOPP, L. B. *Aquisição do parâmetro configuração de mão dos sinais da língua de sinais brasileira*: estudo sobre quatro crianças surdas filhas de pais surdos. Dissertação de Mestrado. Instituto de Letras e Artes. PUCRS. Porto Alegre. 1994.

KLIMA, E.; BELLUGI, U. *The signs of language*. Harvard University Press. Cambridge, Massachusetts's and London, England. 1979.

LANE, H. *The wild boy of Aveyron*. London: Granada Publishing. 1979.

LIDDELL, S. *American sign language syntax*. Mouton Publisher. The Hague. 1980.

LIDDELL, S. K. 2000. Indicating verbs and pronouns: pointing away from agreement. In: *An anthology to honor Ursula Bellugi and Edward Klima*, eds. Karen Emmorey and Harlan Lane, 303-320. Mahwah, NJ: Lawrence Erlbaum Associates.

LILLO-MARTIN, D. C. *Parameter setting*: evidence from use, acquisition, and breakdown in American Sign Language. Doctoral Dissertation. University of California, San Diego. University Microfilms International. Ann Arbor. Michigan. 1986.

LOEW, R. C. *Roles and reference in american sign language:* a development perspective. Doctoral Thesis. University of Minnesota. 1984.

MEIER, R. *A cross-linguistic perspective on the acquisition of inflection morphology in American Sign Language*. University of California, San Diego and The Salk Institute for Biological Studies. April. 1980.

NEWPORT, E. Maturational Constraints on Language Learning. *Cognitive Science* 14(1): 11-28. 1990.

NEWPORT, E. L. Task specificity in language learning? Evidence from speech perception and American Sign Language. In: E. Wanner & L. R. Gleitman (Eds.), *Language acquisition*: The state of the art. Cambridge: Cambridge University Press. 1982.

PADDEN, C.; HUMPHRIES, J. *Deaf in america: voices from a culture*. Harvard University Press. Crambridge. Massachussetts. 1988.

PÁDUA, F.; MARONE, S.; BENTO, R.; CARVALLO, R.; DURANTE, A.; SOARES, J.; BARROS, J.; LEONI, C. *Arquivos Internacionais de Otorrinolaringologia – Triagem Auditiva Neonatal*: Um Desafio para sua Implantação, Ano: 2005 Vol. 9.

PETITTO, L. On the Autonomy of Language and Gesture: Evidence from the Acquisition of Personal Pronouns in American Sign Language. In *Cognition*. Elsevier Science Publisher B.V. vol. 27. 1987. (1-52).

PIRES, V. de O. D. *Andaimento coletivo como prática de ensino-aprendizagem de língua portuguesa para surdos*. Dissertação de Mestrado. Unisinos. 2009.

QUADROS, R. M. de *Educação de surdos: a aquisição da linguagem*. Porto Alegre. Artmed. 1997.

QUADROS, R. M. *As categorias vazias pronominais:* uma análise alternativa com base na LIBRAS e reflexos no processo de aquisição. Dissertação de Mestrado. Pontifícia Universidade Católica do RS. Porto Alegre. 1995.

QUADROS, R. M. de. *Phrase structure of brazilian Sign Language.* Tese de Doutorado. PUCRS. Porto Alegre. 1999.

QUADROS, R. M. de. O paradigma gerativista e a aquisição da linguagem. In: FINGER, I; QUADROS, R. M. de. (Org.). *Teorias de aquisição da linguagem.* 1 ed. Petrópolis: Editora da UFSC, 2008, v. 1, p. 45-82.

QUADROS, R. M. de.; VASCONCELLOS, M. L. *Questões teóricas das pesquisas em línguas de sinais.* Editora Arara Azul. Petrópolis. 2008.

QUADROS, R. M. de.; KARNOPP, L. B. *Língua de sinais brasileira*: estudos lingüísticos. Artmed. Porto Alegre. 2004.

RUIZ, J. R. G.; ORTEGA, J. L. G. As perturbações da linguagem verbal. In: R. Bautista (Ed), *Necessidades educativas especiais,* 83-108. Lisboa: Dinalivro. 1993.

SIPLE, P. *Understanding language through sign language research.* Academic 1 Press. New York. San Francisco. London. 1978.

SINGLETON, J. L.; NEWPORT, E. *When learners surpass their models*: The acquisition of American Sign Language from inconsistent input. In: *Cognitive Psychology* 49 (2004) 370-407.

SLOBIN, D. I. *The crosslinguistic study of language acquisition.* Volume 1. Lawrence Erlbaum Associates, Publishers. Hillsdale, New Jersey. 1986.

SPENCER, P.; HARRIS, M. Patterns and effects of language input to deaf infants and toddlers from deaf and hearing mothers. In: *Advances in the sign language development of deaf children.* Brenda Schick, Marc Marschark e Patricia Elizabeth Spencer (ed.) Oxford University Press. 2006.

SKLIAR, C.; QUADROS, R. M. de. Invertendo epistemologicamente o problema da inclusão: os ouvintes no mundo dos surdos. *Estilos da Clínica,* São Paulo, v.V, n.9, p.32-51, 2000.

STOKOE, W. *Sign and culture:* A reader for students of American Sign Language. Listok Press, Silver Spring, MD. 1960.

STOKOE, W. C.; CASTERLINE, D. C. & C., Carl G. *A dictionary of American Sign language on linguistic principles.* New Edition. Listok Press. 1976.

WILCOX, P. P. *Metaphor in American Sign Language.* Gallaudet University Press. 2000.

WOOD, D.; BRUNER, J.; ROOS,G. The role of tutoring in problem solving. *Journal of Child Psychology,* v. 17, p.89-100, 1976.